KB083239

# 날마다 젊어지는
# 처방전

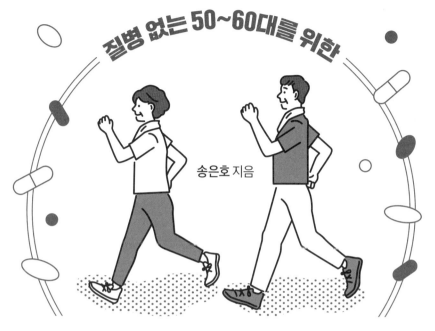

질병 없는 50~60대를 위한

송은호 지음

# 날마다 젊어지는 처방전

온더페이지
on the page

# 올바른 영양제 상식이
# 당신의 건강을 지킨다

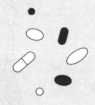

"내가 이것도 먹고, 저것도 먹어봤는데 별 소용없어."

필자가 약국에서 영양제* 상담을 할 때 환자들에게 항상 듣는 말이다. 무엇을 먹었냐고 물어보면, 정말 다양한 영양제의 이름이 나온다. 홍삼, 녹용뿐만 아니라 약재가 무엇인지 알 수 없는 한의원에서 달인 보약, 칼슘Calcium, 마그네슘Magnesium 같이 익숙한 이름

---

* 영양제는 영양소를 배합한 약제로 건강기능식품과는 다르지만, 여기서는 편의상 건강기능식품까지 통칭해 영양제라 칭하겠다.

의 영양제, 종합비타민제, 글루코사민Glucosamine, 루테인Lutein, 아스타크산틴Astaxanthin 등 외우기도 어려운 이름의 영양제까지 정말 다양하다. 몇 년 전까지만 해도 영양제는 종합비타민제가 전부였는데, 영양제에 관한 관심이 많아지면서 정말 다양한 영양제가 시중에서 판매되고 있다.

건강하게 살고자 하는 욕망은 인간의 오랜 바람이었다. 과거 어르신들이 몸에 좋다며 뱀술을 담그거나, 산에 올라가 귀하다는 약초를 캐고, 심지어 야생 동물의 생식기나 녹용, 웅담, 우황 같은 희한한 재료를 찾았던 것도 이런 이유였을 것이다.

우리는 왜 영양제를 먹을까? 필자를 찾아온 환자들은 자신의 몸을 관리하기 위해서 먹는다고 말했다. 과거에는 영양제가 어르신들이 드시던 고령층의 전유물이었다. 그래서 녹용, 홍삼같이 노화로 약해진 몸을 보하는 이른바 '보약'이 대부분이었다. 하지만 이제는 오히려 젊은층이 더 적극적으로 영양제를 구매하는 주 소비층이 되었다. 이는 삶의 질을 중요시하면서, 이를 결정하는 요인 중 하나인 건강 역시 큰 관심사가 되었기 때문이다. 한번 잃은 건강은 되찾기 쉽지 않으니 예방하고 관리해야 한다. 그리고 그 방법 중 하나가 바로 '영양제 복용'이다.

'삼시 세끼 골고루 잘 먹으면 영양제 필요 없다' '영양제 복용은 별 효과가 없고 오히려 몸에 안 좋다'는 부정적인 시각도 존재한다. 그럼에도 적절한 영양제를 꾸준히 복용하는 것은 장기적인 건강과 삶의 질 관점에서 긍정적인 영향이 있다는 사실은 오랜 연구 결과로 증명되었다.

이제 많은 사람에게 영양제 복용은 건강한 삶을 위한 기본이 되었다. 충분한 양질의 영양소는 신진 대사를 활발하게 하고, 세포 노화를 막아주며, 무너져가는 신체 균형을 정상화하고, 질병의 진행을 늦추거나 예방해준다. 실제로 영양제를 꾸준히 복용하며 건강을 관리한 사람과 그렇지 않은 사람은, 10년만 지나면 그 차이가 확연히 드러난다. 꾸준히 관리한 사람이 더 활기차고 피부에 생기가 돌며, 질병에 걸릴 확률이 줄어든다.

'영양제가 좋으면 얼마나 좋아?'라고 생각한다면 지금이라도 그 생각을 바꾸기를 바란다. 우리 몸은 무너진 신체를 정상화하기 위해 항상 노력하고 있다. 우리는 그저 우리 몸에 필요한 영양소를 충분히 보충해주기만 하면 된다.

그동안 필자는 영양 요법으로 많은 환자의 건강을 되찾아주었다. 만성 질환을 치료하고, 오랜 기간 복용하던 약을 끊게 해주고, 가고 싶었던 등산을 다시 시작할 수 있게 해주는 등의 영양 요법 효과는 매번 필자를 놀라게 한다.

물론 영양제보다 더 중요한 것은 올바른 생활습관과 식습관이다. 잘못된 생활습관과 식습관을 바꾸고 유지할 수 있는 인내, 내 몸에 대한 관심과 사랑, 근거 있는 올바른 영양 정보가 중요하다. 영양제를 구매할 수 있는 재력이 중요한 게 아니다.

그동안 유명한 연예인이 광고해서, 홈쇼핑에서 좋다고 말해서, 옆집 아주머니가 추천해서 영양제를 선택하고 복용했다면, 필자가 직접 경험한 놀라운 영양 요법의 효과를 기록한 이 책을 제발 한 번만이라도 제대로 읽기를 바란다. 여러분이 알고 있던 영양제 상식과는 전혀 다른 정보에 놀랄 것이다.

'아는 것이 힘이다'라는 말을 필자는 이렇게 바꾸고 싶다. 아는 것이 건강이다.

송은호

# 차례

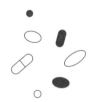

## PART 1
# 좋다는 영양제, 아무리 먹어도 소용없는 이유

## PART 2

# 영혼을 담은 장기, 심장

## PART 3

# 신체를 순환하는 생명선, 혈관

## PART 4

# 만성 피로 해결의 비밀을 가진 작은 샘, 부신

## PART 5

# 내 몸의 체온 조절계, 갑상선

# PART 8

## 신체의 하수 처리 시설, 신장

# PART 9

## 내 영혼으로 통하는 창, 눈

PART 10

# 신체를 지탱하는 거대한 기둥, 뼈와 관절

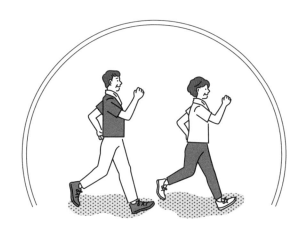

# PART 1

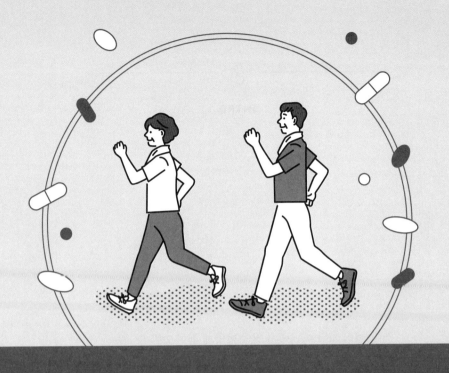

# 좋다는 영양제,
# 아무리 먹어도 소용없는 이유

## INTRO

"100일이 지난 아기에게 먹일 영양제 있나요?"

"사춘기 아들에게 먹일 키 크는 영양제 있나요?"

"부모님께 드리려고 하는데, 어떤 게 좋을까요?"

 

영양제의 영역이 만성 피로 해소뿐만 아니라 자기 관리, 피부 미용, 면역 증진 등으로 넓어지고 있다. 따라서 영양제는 앞으로 더 많은 사람이 다양한 이유로 찾을 것이다.

영양제를 복용하는 이유는 바로 '자신의 몸을 관리하고 질병을 치유하기 위해서'다. 하지만 생각해보아야 할 점이 있다. 시중에 판매되는 영양제는 의약품보다 건강기능식품이나 일반식품으로 허가받은 제품이 많다. 우리나라에서는 법적으로 건강기능식품이나 일반식품에 질병을 치료, 예방한다고 표기하거나 광고할 수 없다. 그러나 건강기능식품이든 의약품이든 그 형태가 우리가 알고 있는 '약'의 모습을 하고 있기에, 비전문가인 일반인들은 마치 의약품처럼 건강기능식품도 질병을 치료해줄 거란 기대를 한다. 그리고 이런 믿음은 대부분 얼마 안 가 깨진다.

그렇다면 정녕 영양제 복용은 몸을 치유하는 데 도움이 안 되는 걸까? 그렇지 않다. 우리 신체의 세포들은 주기적으로 새로운 세포로 교체되는데, 이때 우리가 매일 섭취하는 음식과 영양제 속 영양소를 재료로 사용한다. 예를 들어 뼈가 부러진 환자에게는 뼈와 근육 재생에 필요한 영양소인 칼슘, 마그네슘, 비타민Vitamin C가 많아야 한다. 바이러스에 감염된 환자에게는 면역세포 생성에 필요한 아연과 비타민 B, 비타민 C가 많아야 한다. 충분한 영양소를 가지고 있는 상태는 '보급 물자와 무기가 충분하고 잘 훈련된 군대'와 같아서 우리 몸을 튼튼하게 지킬 수 있다. 의약품처럼 복용 후 체내에서 변화가 빠르게 나타나지는 않지만, 영양제는 우리 신체를 더 건강하고 활기차게 하며 병균과 바이러스 감염을 막고 신체의 컨디션을 최상으로 유지하기 위해 반드시 필요하다.

어느 날 한 어르신께서 영양제 상담을 위해 필자의 약국에 오셨다. 50대 중반의 나이였던 어르신은 평소 영양제에 관심이 없으셨다. 그러나 건강 검진 때 측정한 혈압 수치*가 190mmHg가 넘어서 의사에게 혈압을 관리하라는 말을 들으시고 인터넷에 이것저것 검색해보셨다. 마침 검색 결과창에 '혈압에 좋은 영양제'라고 광고하는 제품이 있었다. 유명 연예인이 광고하고 있었고 마침 할인 행사

---

\* 정상혈압은 수축기 혈압이 120mmHG, 이완기 혈압이 80mmHG 미만일 때를 말한다.

중이었다. 어르신은 '마감 임박'이라는 문구와 '1+1 증정'이라는 말에 혹하셔서 6개월 치 약을 3개월 할부로 구매하셨다. 가격이 만만치 않았지만 비싼 만큼 이유가 있을 거라 생각하시고 구매 후 꾸준히 복용하셨다.

그러나 영양제를 복용하신 지 3개월이 지났는데도, 혈압은 낮아지기는커녕 더 올랐다. 결국 어르신은 영양제 복용을 중단하시고 다른 회사의 제품을 2~3개 더 복용하셨으나 차도가 없으셨다. 그러다 필자를 찾아오셨다.

사실 이런 경험을 한 환자는 한두 명이 아니다. TV 프로그램 속의 쇼닥터*, 홈쇼핑의 상술, 유튜브에 떠도는 가짜 건강 정보가 판을 치면서 잘못된 정보에 무분별하게 노출되는 것이 새로운 문제로 부상하고 있다. 유튜브 영상에서 '암을 치료하는 약'이라고 소개된 약이 아무런 의학적 근거가 없음에도 전국적으로 품절되고, 비염을 치

---

✦ 대한의사협회는 쇼닥터를 의사 신분으로 방송 매체에 출연해서 건강기능식품 등을 추천하거나, 의학적으로 검증되지 않은 시술을 홍보하는 행위를 하는, 즉 과장·허위·간접 광고를 일삼는 의사라고 정의한다.

료하는 방법이라며 소독약을 마셔 의료 사고가 발생하는 등의 사건 사고가 늘어나는 것도 이 때문이다. 2023년 3월 한국보건사회연구원의 〈보건복지포럼〉에 실린 "한국 의료패널로 본 헬스 리터러시 실태와 정책적 시사점"에 따르면, 한국 성인 절반 정도만이 적당한 수준의 건강 정보 문해력을 보유하고 있는 것으로 나타났다. 나머지는 건강 정보를 이해하고 적합한 정보인지 판단하는 데 어려움을 겪고 있고, 이는 대부분 사회경제적 취약 계층과 노년층에 집중되어 있었다. 즉 오늘날은 여러 건강 및 의료 정보와 제품을 쉽게 접하기 쉬운 환경이지만, 낮은 건강 정보 문해력으로 잘못된 영양제를 선택하는 경우가 많다는 말이다.

내 몸에 필요한 영양소를 적절히 복용하는 것은 분명히 도움이 된다. 신체의 신진 대사를 활성화하고, 손상된 세포를 복구하며, 무너진 균형을 교정할 수 있다. 그렇다면 지금부터 나에게 맞는 영양제를 어떻게 선택하고 복용해야 하는지를 알아보도록 하자.

# 낫는 사람들은
# 영양제를 이렇게 먹는다

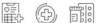

학창 시절에 학교에서 우리 몸에 비타민이 부족할 때 어떤 질병이 생기는지 배웠을 것이다. 비타민 C가 부족하면 잇몸 출혈을 일으키는 괴혈병, 비타민 B가 부족하면 전신근육을 무기력하게 만드는 각기병, 비타민 A가 부족하면 눈이 어두워지는 야맹증이 생긴다는 것을 수학 공식 외우듯 무작정 암기했었다. 비타민 결핍으로 생기는 질병이니 종합비타민제를 복용해서 체내에 비타민을 보충해주면 앞서 말한 질병을 치료할 수 있다.

비타민 결핍증의 주요 증상은 피로감, 무기력증이다. 비타민이 시중에서 활력, 기력 회복에 효과가 있다고 홍보되고, 우리가 피곤하면 종합비타민제 복용을 우선으로 고려하는 이유도 이 때문이다.

그런데 한번 생각해보자. 여러분은 앞서 말한 저 각기병, 괴혈병, 야맹증을 예방하기 위해 영양제를 복용하고 있는가? 아니, 애초에 우리 주변에서 각기병, 괴혈병, 야맹증에 걸린 사람을 본 적은 있는가? 아마 아닐 것이다. 하지만 현대 의학의 기준은 아직도 우리가 과거 영양 부족으로 각기병과 괴혈병으로 사망하던 시대의 기준에 머물러 있다. 그 점을 잘 알 수 있는 부분이 바로 영양제에 적혀 있는 일일권장량RDA(Recommended Daily Allowance)이다.

## '일일권장량 100%'가
## 영양제 선택 기준이 되어서는 안 된다

어느 날 한 환자가 마트에서 1+1 이벤트로 저렴하게 구매해서 먹고 있는 영양제를 필자에게 보여주었다. 가격은 저렴했지만 영양성분표를 살펴보니 영양소를 이것저것 조잡하게 욱여넣어서 종류만 많고 성분 함량은 터무니없이 적었다. 약사들 사이에서 이런 약은 소위 '똥약'이라 부른다.

- ➕ **약사** "이 영양제는 가격 대비 영양 성분 함량이 적네요. 저라면 다른 제품을 선택했을 거 같아요."
- 💜 **환자** "네? 약사님, 여기 옆에 적힌 글씨를 보세요. 일일권장량의 150%면 오히려 너무 많이 먹는 거 아니에요?"

지금 당장 여러분이 먹고 있는 영양제의 '영양 성분 기준치' 혹은 '일일권장량'을 살펴보자. 대부분의 사람은 이느 정도가 적정한 양인지 모른다. 그래서 성분 함량이 일일권장량의 몇 %인지를 보고 가늠한다.

예를 들어 영양 성분 기준치에 '비타민 B: 61.6mg(107%)' '비타민 C: 100mg(100%)' '비타민 D: 15mcg(150%)'이라고 적혀 있다 가정해보자. 100% 이상인 수치를 보면 성분 함량이 충분하다 생각할 수 있겠지만, 사실 시중에 판매되는 다른 종합비타민제와 성분 함량을 비교해보면 훨씬 적은 양이다. 우리가 흔히 먹는 종합비타민제 1알에는 보통 비타민 B6가 최소 50mg 들어 있고, 비타민 C 영양제 1알에는 비타민 C가 1,000mg 들어 있다. 필자는 보통 비타민 D가 125mcg(5,000IU) 들어 있는 영양제를 권한다. 일일권장량의 150%인 15mcg(600IU)에 비해 8배 이상인 수치다. 과하다고 생각할 수 있지만, 일일권장량의 정의가 '영양소 결핍증 예방을 위한 최소한의 건강 유지에 적용되는 양'임을 생각하면 절대 과하지 않다.

다시 한번 말하지만 우리는 영양소의 결핍을 해소하고 예방하기 위해서 영양제를 복용하지 않는다. 그렇기 때문에 일일권장량만 겨우 충족하는 영양제를 아무리 열심히 먹어도 그 효능은 우리의 기대에 부응하지 못한다. 즉 영양제 복용으로 건강을 관리하고더 나아가 질병을 치료하고 싶다면, 영양제를 선택할 때 일일권장량이 아닌 다른 선택 기준이 필요하다. 그렇다면 대체 그 '기준'은 무엇일까?

## 영양제 복용의 목표는
## 몸 상태를 정상화하는 것이다

✐ ✐ ✐

영양제를 구매하기 위해 약국에 방문한 환자들이 바라는 것은 영양소의 결핍을 치료하는 게 아니다. 비정상적인 건강 상태를 정상적인 상태로 복구시키는 것이다. 고혈압 환자라면 정상혈압으로 돌아가 혈압약을 끊기 위해서 혈당이 높은 환자라면 혈당을 낮추기 위해서 영양제를 복용한다. 결핍된 상태의 치료가 아니라 영양소로 특정 질병을 치료하고 불균형한 몸의 상태를 정상화하는 것이 영양제 복용 목표여야 한다.

분명히 몸이 불편하고 아파 병원에 방문했는데, 아무 이상이 없다는 이야기를 들은 경험이 한 번씩은 있을 것이다. 예를 들어 수능을 앞둔 여고생이 모의고사를 볼 때면 항상 속이 불편하고 장이 너무 예민해져서 위내시경과 대상내시경까지 받았으나, 검사 결과 아무 이상이 없다. 생리적 불균형으로 정상과 비정상 사이에 있는 상태, 이를 한의학에서는 '미병', 현대 의학에서는 '이항상성'이라고 한다. 현대인들의 질병은 대부분 생리적 불균형 상태 때문에 발생한다. 과거에는 세균 감염이나 외상이 원인이었기 때문에 기존의 진단 기준을 가지고서는 당연히 현대인들의 질병 원인을 발견하거나 치료하기가 쉽지 않다. 그래서 몸이 불편하고 아프더라도 병원에서는 그 원인을 찾지 못하고 의사는 "스트레스 받지 마세요" "술·담배 하지 말고 살 빼고 운동하세요"라는 뻔한 조언만 한다. 정확한 병인을 못 찾았으니 죽을 때까지 혈압약과 당뇨약도 끊지 못 한다.

한 의학대학 교수님께서 하신 말씀이 있다.

"아마 현대 의학은 우리 몸의 1%도 알아내지 못했을 거다."

필자는 영양제와 신체를 공부를 할 때마다 우리 몸이 얼마나 복잡하고, 신비한 구조와 원리로 움직이는지 깨닫는다. 하지만 아직도 현대 의학이 밝혀낸 이 미지의 영역은 새 발의 피에 불과하다. 필자가 약학대학에 입학하면서 배운 내용이 지금은 틀린 내용으로 밝혀진 것도 많고, 예전보다 훨씬 깊고 복잡한 사실들이 계속 밝혀지고 있다. 어쩌면 100년 후 우리 자손들은 지금의 치료법을 보고 '왜 저런 처방을 했지?' 하고 고개를 갸우뚱할지도 모를 일이다. 그러므로 우리는 우리 몸을 꾸준히 공부해야 한다. 특히 몸이 안 좋은 사람, 자신이 먹는 영양제가 건강에 어떤 도움이 되는지 알고 싶은 사람이라면 더더욱 그렇다.

# 신체는
# 하나의 유기체다

여러분이 만약 건강 검진을 했는데, 간 수치가 높게 나왔거나 혈압이 높게 나와 영양제를 구매하려 약국에 갔다고 생각해보자. 십중팔구 약사에게 "간에 좋은 영양제 있어요?" "심장에 좋은 영양제 있어요?" "혈압에 좋은 영양제 있어요?"라고 물을 것이다.

사람들은 우리 몸이 마치 자동차나 컴퓨터 같은 기계라고 착각한다. 이런 기계들은 부품 하나하나가 담당하는 역할이 정해져 있다. 모터는 차를 움직이는 동력을 만들고, 사운드 카드는 컴퓨터의 음향을 담당한다. 그래서 기계에 문제가 발생하면 해당 기능을 담당하는 부품을 교체하거나 수리한다. 그러나 우리의 몸은 기계가 아니다. 신체는 그 어떤 기계보다 복잡한 구조로 되어 있고 복잡한 방식으로 작동한다. 인간은 자신이 만든 기계는 어떤 방식으로 움직이는지 이해하지만, 정작 신체는 어떤 방식으로 움직이는지를 완벽하게 밝혀내지 못했다. 그러므로 우리는 배가 아프다고 단순히 위장약만 먹을 게 아니다. 위장에 병을 일으키는 수많은 공생 미생물군, 위장 운동에 신호를 주는 무수한 신경계 등 여러 가지 요인을 함께 생각해야 한다.

시험만 앞두면 배가 아프고 설사하는 여고생이 그러했다. 오랜 수험 생활로 스트레스가 쌓이고 장시간 의자에 앉아 움직이지 않아 '과민대장증후군' 진단을 받았다. 위장내시경을 해도 특별한 이상 소견은 없어서 위장약과 신경 안정제만 처방받은 채 계속 병원을 다니고 있었다. 필자는 그녀의 증상을 여러 관점에서 접근했다. 스트레스는 우리 몸의 교감신경을 과하게 활성화한다. 즉 장이 예민하게 반응하는 이유는 바로 위장이 신경계의 영향을 받기 때문이다.

이런 신경을 안정화하는 영양소는 대표적으로 칼슘, 마그네슘, 미네랄Mineral이 있다. 그래서 필자는 칼슘과 미네랄 복합제를 권했다. 그리고 장내 유해균을 없애기 위해 유산균 생성 물질과 위장의 기능을 도와줄 수 있는 복합 효소제를 함께 권했다.

➕ **약사** "매번 배가 아파서 시험에서 제 실력을 못 내셨죠. 지금 치료하지 않으면 앞으로도 중요한 시험이나 선택의 순간을 앞두고 배가 아파서 좋은 기회를 놓칠 수 있어요. 그런 손해를 생각하면 지금이라도 노력해야 해요. 저만 믿고 따라오세요."

필자는 영양제 처방뿐만 아니라 그녀의 식단과 생활습관도 개선하기를 조언했다. 평소 마라탕과 매운 라면을 좋아하던 식습관을 버리고 위장을 보호해주는 십자화과 채소를 꾸준히 먹으라 했다. 그리고 더도 말고 일단 6개월 정도 하루 30분 이리도 시간은 내서 스트레칭과 가벼운 운동을 하고, 아침저녁에 15분 정도 가볍게 명상을 하라고 했다. 그녀는 10대였다. 젊은층은 제대로 된 영양소를 섭취하고 잘못된 습관만 교정해도 건강을 빠르게 되찾는다. 6개월 후 그녀의 건강은 놀라울 정도로 좋아졌다.

💜 **환자** 시험만 앞두면 배가 아팠던 증상이 완전히 사라졌어요. 침대에 누우면 15분 안에 잠들고 몸이 훨씬 가벼워진 느낌입니다. 감사합니다. 약사님"

아마 여러분 중에도 '과민대장증후군'으로 고생하는 환자가 많을 것이다. 병원에서 처방받는 경련과 복통을 멈추어주는 진경제나 위장 운동 조절제는 임시방편일 뿐이다. 앞서 말했듯이 과민대장증후군이 단순히 위와 장의 문제가 아님을 명심하자. 신체는 하나의 유기체다. 장기간 실천할 수 있는 꾸준한 인내심을 가지고 영양 요법과 함께 식습관과 생활습관을 조절하면 근본적인 원인을 해결할 수 있다.

# 주류 의학이
# 정답일까?

필자는 분자 영양학, 정확히는 분자 임상영양학을 참고해 영양제 처방을 해오고 있다. 분자 임상영양학은 주류 의학에서는 원인을 알 수 없거나 완치가 힘든 자가면역질환, 만성 피로, 만성 염증, 불면증 등에 놀라운 결과를 보여준다.

분자 영양학이란 쉽게 말해 우리 몸을 분자 수준에서 이해하고 접근하는 학문이다. 인간의 몸은 수많은 화학 물질과 단백질 수용체, 기다랗고 광범위하게 퍼진 신경계, 신진 대사를 조율하고 유지하는 수만 가지의 효소들로 구성되어 있다. 이들은 각자의 역할과 특징이 있으며, 서로에게 영향을 주고받으면서 신체라는 거대한 세계를 지탱한다. 각 기관은 서로 소통하고, 일련의 분자 구조 물질들은 일정한 균형을 유지하거나 변화하며 활동한다. 생화학, 분자 생물학 같은 새로운 학문의 등장과 분자 영역까지 관찰할 수 있게 된 영상 의학의 발전은 '분자'라는 미지의 영역에서 신체를 관찰할 수 있게 되었다.


## 현대 의료 교육의 방향은
## 바뀌어야 한다

◊ ◊ ◊

『Crossing the Quality Chasm』은 21세기를 위한 새로운 의료 시스템에 대한 조언을 담은 책이다. 거기에는 이런 문장이 나온다.

"의료 교육에 대한 근본적인 접근 방법은 1910년 이후로 변하지 않았다."

영양제에 대한 전문 지식이 필요하다면 사람들은 의사나 약사를 먼저 떠올릴 거다. 그들만큼 의학 분야를 많이 공부한 사람을 찾기 힘들기 때문이다. 그렇다면 모든 의사, 약사는 영양제 분야에서도 전문가일까? 그렇지 않다. 미국의 의학대학에서 영양학 관련 교육 시간은 20시간 미만이라고 한다. 약학대학이라고 사정은 다르지 않다. 치료에 사용되는 전문 의약품에 대한 교육이 대부분이고, 영양제 관련 교육 시간은 필자의 경험으로는 1시간 정도밖에 되지 않는다. 영양 요법과 영양제에 관한 공부는 약학대학 졸업 후 처음 공부를 시작했다 해도 과언이 아니다.

현대 의료 교육은 아직도 급성 질환과 대증 요법(증상에 맞추어 처치하는 치료법)에 중점이 맞추어져 있다. 그러나 50년 전부터 현대인을 죽이는 질병은 급성 질환보다 만성 질환이 많아졌다. 우리가 총, 칼에 맞아 과다 출혈로 사망하거나, 바이러스 및 세균 감염으로 사망할 확률은 과거에 비해 정말 많이 줄었다. 오히려 고혈압, 당뇨병, 고지혈증 같은 만성 질환, 유해 물질에 노출, 스트레스 누적, 해로운 식습관으로 사망할 확률이 높다. 갑작스러운 질병보다 만성 질환에 서서히 몸을 잠식당하며 뇌졸중, 협심증, 심혈관 질환을 끝으로 사망할 확률이 높다. 그러므로 이러한 급성 질환 중심의 증상 기반 의료가 바뀌어야 한다는 필요성이 전 세계 의료계에서 대두되고 있다.

만성 질환 관리를 위해 식이요법과 영양제로 신체 시스템 정상화를 추구하는 것이 영양학의 골자다. 누군가는 영양 요법이 주류 의학이 아닌 점을 지적할 것이다. 주류 의학에서 영양제는 영양소 결핍 증상을 치료하는 수단에 불과하기 때문이다. 대부분의 의사에게 "이 영양제 먹어도 되나요?"라고 물어보면 단호하게 쓸모없으니 먹지 말라고 일갈한다.

그러나 현대인의 질병 패러다임이 변화하고 있고 현대 의학의 한계가 명확하게 드러나고 있는 상황에서, 필자는 영양 요법이 우리가 그토록 찾고자 하는 새로운 해답이 될 수 있다고 생각한다.

# 식습관과 생활습관 교정을
# 반드시 병행해야 한다

어느 날 지인이 미국에 다녀오면서 필자에게 쿠키 1상자를 선물해주었다. 쿠키는 설탕 범벅이었다. 한 입 베어 무니 단맛이 밀려오면서 순간적으로 기분이 좋아졌다. 이상하게 계속 먹어도 배가 부르지 않아 결국 1상자를 다 먹어버렸다. 쿠키를 먹으면서 미국 성인의 비만율이 왜 40%*에 달하는지 이해가 되었다. 한편으로 이렇게 많은 당을 먹으면서도 멀쩡할 수 있는 신체의 신비함에도

---

◆ 2020년 미국 질병통제예방센터CDC(Centers for Disease Control and prevention)의 자료에 따르면 미국 성인의 비만율은 41.9%다.

감사함을 느꼈다.

우리가 지금처럼 손쉽게 쿠키를 사 먹을 수 있는 시대가 있었을까? 인류 역사를 24시간으로 보면 인류가 지금처럼 풍족한 먹거리를 누리게 된 것은 오후 11시 59분부터다. 그만큼 우리는 지금껏 경험해보지 못한 풍족한 먹거리의 시대에 살고 있다. 과거에 쿠키는 상류층만 즐기던 귀한 먹거리였다. 일반인들은 설탕은커녕 탄수화물 일일권장량에도 못 미치는 식사를 하는 경우가 태반이었다.

현대에 들어와 공장식 농업과 화학 비료가 발전하면서 설탕과 밀가루가 대량 생산되었고, 화학 기술의 발달로 각종 화학조미료와 향신료가 우리 식탁 위에 올라오게 되었다. 너무나도 짧은 실험 기간과 미심쩍은 인증 시험을 거친 이 성분들이 장차 우리 몸에 어떤 영향을 끼칠지도 모르는 채 말이다. 덕분에 과거보다 먹거리는 풍족해졌지만, 식품 시스템의 발전과 서구화된 식단으로 지방, 설탕, 가공식품, 화학조미료에 대한 의존도가 높아지면서 각종 화학 물질과 농약, 중금속들이 우리 몸속에 차근차근 쌓이고 있다.

# 올바른 식습관의
# 중요성

🖊 🖊 🖊

필자가 환자들과 상담하면서 반드시 평소 식단을 물어보는데, 건강에 문제가 있는 환자들은 필연적으로 식단에 문제가 있었다. 가공육을 자주 먹거나, 술을 자주 마시거나, 너무 짜게 먹거나, 너무 많이 혹은 너무 적게 먹거나, 특정 식단만을 고집하는 경우가 많았다.

'내가 먹는 음식이 나를 만든다'라는 말이 있다. 인간은 살기 위해 매일 음식을 먹어야 하기 때문에 잘못된 식습관은 반드시 교정해야 한다. 몸에 좋은 것을 챙겨 먹는 것도 물론 좋지만, 그보다 더 중요한 것이 있다. 바로 몸에 나쁜 것을 먹지 않는 것이다. 좋은 것을 먹는 것과 나쁜 것을 먹지 않는 것의 중요도를 따지면 2:8이다.

과도한 탄산음료 섭취는 우리 몸속의 비타민 B군과 칼슘을 고갈시킨다. 커피를 많이 마시는 현대인들은 소변으로 마그네슘이 빠져나가면서 신경이 예민해지고 불면증이 악화된다. 우리가 즐겨 먹는 과자와 밀가루 음식 속에 들어 있는 정제된 설탕과 당이 우리 몸에 좋지 않다(얼마나 나쁜지는 뒤에서 자세히 설명하겠다). 그러므로 우선 나쁜 식습관을 고친 다음에, 우리 몸속에 부족한 영양소를 적절하게 보충해주어야 한다.

간혹 과체중 환자 중에 "잘 먹고 많이 먹어 이렇게 뚱뚱한데 영양제까지 먹을 필요가 있나요?"라고 질문한다. 정말 우리는 잘 먹고 있을까? 아니다. 인스턴트식품과 화학조미료, 정제당이 가득한 음식은 열량은 높지만 정작 영양소는 부족하다. 이른바 '공허한 식사'가 늘어나고 있다.

이와 관련해서 흥미로운 연구 결과가 있다. 텍사스대학교의 도널드 데이비스Donald Davis 연구팀이 〈미국 영양학회지Journal of the American College of Nutrition〉에 보고한 내용에 따르면, 1950년과 1999년에 43종류의 과일과 채소에 들어 있는 단백질, 칼슘, 인, 철분, 비타민 B2, 비타민 C를 비교했을 때 1950년 대비 성분 함량이 감소했다고 한다.[1] 이 연구 결과로 과거와 비교해서 현대인들이 열량은 많이 섭취하지만, 충분한 영양소를 섭취하지 못한다는 사실을 알 수 있다. 그러므로 현대인들은 부족한 영양소를 채울 수 있는 식습관이 필요하다.

# 꾸준한 운동의
# 중요성

∅ ❧ ∅

식습관만큼이나 생활습관도 중요하다. 특히 필자는 운동을 강조한다. 고치지 못한 질병으로 필자를 찾아온 환자 대부분이 신체활동이 부족하거나 운동을 전혀 하지 않았다. 2023년에 보건복지부가 발표한 '한국인을 위한 신체활동 지침서'에 따르면, 세계보건기구WHO(World Health Organization)가 권고한 적절한 신체 활동 수준을 만족한 한국인 수는 전체 인구의 47.9%다. 여기서 '적절한 신체 활동'이란 1주일간 75분 이상 격렬한 운동 또는 1주일간 150시간 이상 중강도의 신체 활동을 하는 것을 말한다. 육체노동에 종사하는 사람이 아니라면 대부분은 책상에 앉아서 또는 운전을 하면서 시간을 보낸다.

필자가 운동을 강조하는 이유는 운동이 건강한 신체를 위한 '최소한'의 활동이기 때문이다. 운동은 단순히 살을 빼거나, 보기 좋은 근육을 만들기 위한 활동이 아니다. 운동을 하면 우리 몸에서는 수만 가지 작용이 활성화된다. 뇌와 신경에서는 신경 전달 물질을 분비해 전기 신호를 보내고, 신호를 받은 근육과 뼈는 수축과 이완을 하며 동작을 수행한다. 팔다리근육뿐만 아니라 장기를 구성하는 근육도 움직이고, 잉여 에너지를 소모한다. 바이러스와 세균으로부터 내 몸을 방어하는 면역세포가 활성화되고, 심혈관에서는 혈액을 뿜어내며 온몸의 세포로 산소와 영양분을 공급한다.

운동이 부족하면 각종 암 발병률이 증가한다. 국립암센터의 최귀선 교수 연구팀이 40~79세의 한국인 3,539명을 대상으로, 한국인이 잘 걸리는 암 중 하나인 위암을 대상으로 한 연구가 있다. 위암에 걸리는 요인은 흡연, 음주, 비만, 염분 과다 섭취 등 여러 가지가 있었지만, 가장 큰 위험 요인은 신체 활동 부족이었다.[2]

운동은 우울증과 치매 예방에도 도움이 된다고 알려져 있다. 2023년에 삼성서울병원 신경과 김희진 교수 연구팀이 '한국인 치매 발병에 영향을 주는 요인'에 대한 연구 결과를 발표했다. 치매 발병에 관여하는 요인 중 가장 큰 요인은 '신체 활동의 부족(8.1%)'이었다.[3] 그만큼 현대인들이 잘 걸리는 질병의 발병 기전에는 운동 부족, 신체 활동 부족이 깔려 있다.

우리 몸이 왕성한 신진 대사로 기존의 세포를 허물고 새로운 세포를 만들기 위해 영양분을 사용해야지만 비로소 '건강한 몸이 구축'되기 시작한다. 그러므로 운동은 우리 몸을 활성화해 신진 대사를 정상화하는 데 반드시 필요하다.

지금까지 필자가 영양제에 대해 어떤 생각을 가지고 있고, 왜 식습관과 생활습관이 중요한지를 이야기했다. 다음으로는 신체를 각 기관별로 나누어 50~60대가 어떤 질병에 잘 걸리며, 이를 예방하기 위해서 어떤 영양제를 복용하는 게 가장 좋은지, 그리고 어떤 식습관과 생활습관을 교정해야 하는지를 이야기하고자 한다.

# PART 2

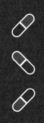

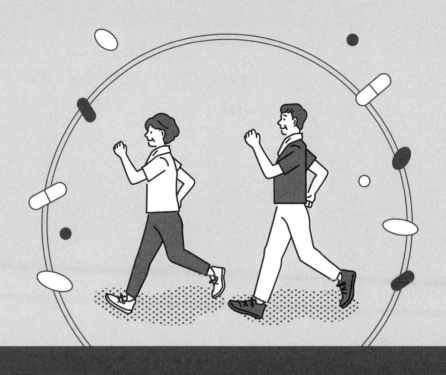

# 영혼을 담은 장기,

# 심장

## INTRO

♥ **환자** "약사님, 심장에 좋은 영양제 있나요?"

✚ **약사** "어디가 안 좋으셔서 그러시나요?"

♥ **환자** "이번에 건강 검진을 받았는데 혈압이 계속 높게 나
오네요. 그래서 심장에 좋은 게 뭐가 있나 해서요."

심장만큼 사연 많은 장기가 또 있을까? 소위 '심장에 좋
은 영양제'를 찾는 사람 중에 이전에 심장질환을 경험한
환자가 많으므로 심장에 좋은 영양제를 찾는 이유를 정확

히 들어보아야 한다.

필자가 만난 54세의 어르신도 그중 한 분이셨다. 인테리어 업종에 종사하시며 육체노동을 주로 하셨던 어르신은 건강만큼은 자신 있으셨다. 고된 일이 끝나면 동료들과 함께 약주 한두 잔 드시는 게 유일한 낙이었지만, 담배는 피우지 않으셨다. 그런데 최근 조금만 일을 해도 쉽게 지치시고 두통이 잦으셔서 내과에서 건강 검진을 받으셨는데, 수축기 혈압이 147mmHg, 이완기 혈압이 94mmHg가 나왔다. 필자는 어르신께 "원래 수축기 혈압은 120mmHg, 이완기 혈압은 80mmHg 미만일 때를 정상혈압으로 봅니다. 혈압이 높으시네요. 술 줄이시고 혈압 관리 꼭 하셔야 합니다"라고 말씀드렸다.

어르신은 고혈압 진단을 받으시고, 친형이 떠오르셨다. 어르신의 친형은 뇌졸중으로 쓰러져 수술까지 받은 적이 있으셨다. 가족의 아픔을 옆에서 지켜보셨던 어르신은, 이런 비극이 본인의 일이 될 수도 있다는 생각에 덜컥 겁이 나셨다. 그래서 좋아하시던 술도 줄이시고 심장에 좋다는 은행잎도 주워 드실 뿐만 아니라 남들이 '이게 좋다더라, 저게 좋다더라' 하는 것들까지 드시기 시작하셨다. 하지만 고혈압에 좋다는 것은 세상에 너무나 많았고, 열심히 챙기셔도 혈압은 낮아지지 않으셨다.

💜 **환자** "심장에 좋다는 거 이것저것 먹어보았는데, 혈압이 잘 안 떨어져서 이번에 혈압약이 하나 더 늘었네요."

➕ **약사** "성인 중 1/3이 고혈압인 만큼 고혈압은 흔한 질병이에요. 너무 걱정하지 마세요. 아직 1단계 고혈압*이니, 식습관 관리랑 영양 요법을 병행하면 충분히 좋아지실 수 있으세요."

필자는 혈압을 낮출 수 있는 세 가지 영양제를 권해드렸다. 또한 어르신의 평소 식습관이 어떠한지 여쭈어본

---

✦ 고혈압이 진단은 총 4단계로 나누어지며, 1단계 고혈압은 수축기 혈압이 140~159mmHg, 이완기 혈압이 90~99mHg일 때를 말한다. 자세한 분류는 55p에 설명하겠다.

후 혈압을 낮추는 데 도움이 되는 식단을 알려드렸다. 체중이 높으신 편이라 체중 감소를 위한 식이 요법과 운동 방법도 함께 알려드렸다. 어르신은 필자의 조언을 적극적으로 따라주셨다(실제 가족 구성원이 같은 질병을 앓았거나 유전력이 있는 환자들은 질병을 고치고자 하는 의지가 강하다). 필자의 처방에 따라 6개월간 꾸준히 영양 요법과 식이 요법, 운동을 실천하신 어르신은 수축기 혈압이 130mmHg, 이완기 혈압이 80mmHg까지 줄어서 '고혈압 전 단계'로 내려오셨다. 이전에 약을 처방해준 의사도 놀라는 눈치였다.

💜 **환자** "혈압약은 한번 먹으면 죽을 때까지 먹어야 한다던데 약사님 덕분에 끊을 수 있게 되었어요. 정말 감사합니다."

✚ **약사** "잘 따라와 주셔서 감사합니다. 지금처럼 식이 요법과 운동을 병행하면서 영양 요법을 계속 유지하시면 좋겠습니다."

# 건강한 심장은
# 수명을 연장한다

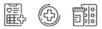

## 심장은 과거부터
## 가장 중요한 기관이다

예로부터 전 문화권을 통틀어 '심장'이라는 기관은 사람의 마음, 영혼을 상징하는 기관이자 신체의 중심부로 여겨졌다. 왜냐하면 심장을 다치면 목숨을 잃을 수 있다는 사실을 경험적으로 알고 있었기 때문이다. 그뿐만 아니라 신체를 격하게 움직이거나, 긴장하거나 공포에 질리는 등 감정적 동요가 생길 때마다 심장이

'두근두근' 뛰어 그 존재감을 느낄 수 있었기 때문에, 과거부터 심장은 중요하게 여겨진 신체 기관이었다.

옛 이집트에서는 미라를 만들 때 흥미로운 풍속이 있었다. 미라를 만들 때 부패를 막기 위해 시체에서 장기와 기관을 제거하는데, 심장은 시체 안에 남겨놓았다고 한다. 죽은 자가 영생을 얻기 위해서는 저울로 심장의 무게를 재서 대지의 신 '오시리스Osiris'에게 심판받아야 하기 때문이다. 심판을 위해 무게를 잰 심장이 깃털만큼 가볍다면 그 사람은 영생을 얻게 된다. 심장이 한 인물의 삶과 영혼을 상징한 셈이다.

르네상스 시대에 레오나르도 다빈치Leonardo da Vinci가 '심장이 2개의 심방과 2개의 심실로 구성되어 있다'는 사실을 처음 발견한 것으로 알려져 있지만, 동양에서는 그보다 훨씬 더 이전에 심장의 명확한 구조를 알고 있었다는 사실을 한 글자에서 알 수 있다. 바로 '마음 심心' 자다. '마음 심' 자는 심장의 모양에서 따온 한자다. 안쪽 획은 심장의 판막을, 바깥쪽 획은 심장의 대동맥의 모습을 상징한다. 이렇게 심장을 본뜬 '마음 심'자로 동양에서도 심장을 중요시했음을 알 수 있다.

# 심장의 펌프질이
# 생사를 결정한다

*◈ ◈ ◈*

하나의 신체 기관은 보통 다양한 역할을 수행한다. 하지만 심장
은 다른 기관과 다르게 일평생 '신체 전체에 혈액을 운반하는 펌
프' 역할만 묵묵히 수행한다. 펌프질이 얼마나 중요할까 싶지만,
이 활동은 인간의 생사를 결정하는 매우 중요한 일이다. 만약에
어떤 이유로 혈액이 각 신체 기관으로 전달되지 못한다면 어떤
일이 벌어질까? 혈액 속 산소를 공급받지 못하는 각 기관은 시간
이 지나면서 서서히 괴사하기 시작한다. 심장세포는 혈액이 차단
되고 2시간 후부터 서서히 괴사하고 뇌세포는 5분 만에 죽기 시
작한다. 따라서 심장은 인간이 태어날 때 뛰기 시작해 한 생명이
다했을 때야 비로소 역할을 다하고 펌프질을 멈춘다. 과거에는
사람이 죽는 기준을 '심장이 멈춘 순간'으로 보았던 것도 이 때문
이다.

## 심장의 구조와 기능

영혼의 그릇임에도 심장의 크기는 다른 장기에 비해서 작다. 두

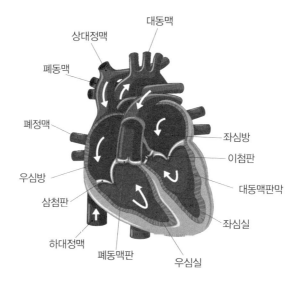

손을 기도하듯이 가슴에 포개어보자. 그 크기가 여러분의 심장 크기다. 심장은 하나의 주머니가 아니라 4개의 방으로 구성되었다. 방 4개에 출입구가 4개 있는 방을 생각하면 이해하기 쉽다. 산소를 전달하는 혈액이 우리 몸을 순환하며 이 방을 반복해서 들어왔다 나갔다 한다.

각 방에는 '판막'이라는 문이 달려 있다. 한쪽 방에서 다른 방으로 혈액이 이동할 때 판막이 열렸다가 닫히는데, 이때 나는 소리가 바로 '두근두근' 소리다.

심장이 한 번 뛰면 보통 70mℓ의 혈액을 뿜어낸다. 1분이면 5ℓ 정도를 뿜어내니, 하루에만 7,600ℓ의 혈액을 뿜어내는 것이다. 그 운동량이 어마어마하다.

엄청난 운동량을 소화하기 위해 심장은 탄탄한 근육층으로 되어 있다. 테니스공을 한번 쥐어보자. 테니스공을 힘껏 쥐어 모양을 일그러뜨리는 데 엄청난 힘이 들 것이다. 그 정도가 심장이 한 번 움직일 때 드는 힘이다. 이렇게 강력한 힘으로 혈액을 짜내었을 때 심장과 연결된 혈관은 당연히 압력을 받게 된다. 이때 혈관이 받는 압력을 바로 '혈압'이라고 한다.

2023년에 질병관리본부가 발간한 〈2023 만성질환 현황과 이슈〉에 따르면, 2022년 한국인 사망 원인의 74.3%가 만성 질환이고 만성 질환 중에서 암(22.4%) 다음으로 가장 높은 사망 원인이 바로 심장질환(9%)이다. 뇌혈관질환(6.8%)도 높은 사망 원인이었다. 즉 심장과 혈관 관리만 잘하더라도 오랫동안 살 수 있다는 뜻이다. 지금부터 심장과 혈관의 문제 원인을 살펴보고 관련 질병을 예방 및 치료하기 위한 영양 요법을 알아보자.

# 고혈압은
# 무거운 덤프트럭과 같다

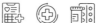

혈관은 근육이 여러 층으로 되어 있다. 그래서 높은 압력에도 혈관은 바로 터지지 않고 유연하게 늘어난다. 즉 혈관은 신체가 높은 혈압에도 어느 정도 버틸 수 있게 설계되어 있다. 참으로 감사한 일이다. 혈관이 유연하지 못하고 딱딱하다면 우리는 술 한 잔만 마셔도, 운동장 1바퀴만 돌아도 혈관이 터져 사망했을 것이다.

하지만 우리가 혈관과 혈압을 잘 관리하지 못하면 이런 끔찍한 상상이 현실이 될 수도 있다. 고혈압이라면 혈관이 높은 압력을 장기적으로 받게 되면서 상처가 생기며, 그 부위에 찌꺼기가 쌓여 점점 딱딱해지면서 언제 터질지 모르는 시한폭탄이 된다.

고혈압 자체는 특별한 증상이 없다. 그렇기에 더욱더 무서운 질병이다. 몸에 피로감이나 두통 같은 이상 증상이 나타난다면, 장기적으로 혈압이 높았던 상태라 손쓰기에는 이미 늦은 경우가 많다. 그렇게 조용하던 고혈압은 한순간에 문제를 일으키고, 그 예후는 대부분 좋지 않다. 심장마비나 뇌졸중이 그러하다. 고혈압이 다른 기관을 손상시키기도 하는데 대표적으로 신장, 뇌혈관, 심장이 많은 영향을 받는다. 고혈압이 장기간 이어지면 심부전이나 사구체가 딱딱하게 굳는 사구체경화증이 생길 확률도 높아진다. 또 심장으로 가는 혈관인 관상동맥에 문제가 생길 위험도 커진다. 혈압이 10~20mmHg 증가 시 심혈관질환 위험도는 2배가 증가한다. 그러므로 고혈압은 진단 즉시 반드시 관리해야 하는 질병 중 하나다.

병원에서는 수축기 혈압이 120mmHg, 이완기 혈압이 80mmHg 미만인 상태를 정상혈압으로 본다. 그렇다면 이완기 혈압이 80mmHg에서 81mmHg로 넘어서는 순간 바로 문제가 생기는 것일까? 당연히 아닐 것이다. 실제 심혈관계질환 위험이 생기는 혈압은 수축기 혈압이 110mmHg, 이완기 혈압이 70mmHg 이상이다.

그래서 필자는 영양 요법을 가능한 한 혈압이 낮을 때 빨리 시

● 고혈압의 진단

| 구분 | 수축기 혈압(mmHg) | | 이완기 혈압(mmHg) |
|---|---|---|---|
| 정상 | 120 미만 | (그리고) | 80 미만 |
| 고혈압 전 단계 | 120~139 | (또는) | 80~89 |
| 1단계 고혈압 | 140~159 | (또는) | 90~99 |
| 2단계 고혈압 | 160 이상 | (또는) | 100 이상 |

출처 : 대한의학회

작하기를 강력하게 권한다. 혈압은 마치 거대한 적재물을 가득 실은 덤프트럭과 같다. 작은 차들은 브레이크를 갑자기 걸어도 급제동하지만, 무거운 덤프트럭은 갑자기 브레이크를 걸어도 관성 때문에 한참을 앞으로 미끄러지다가 멈춘다. 마찬가지로 혈압도 한번 높아지기 시작하면 멈추는 데도 많은 시간과 노력이 필요하다. 이미 혈압이 높을 대로 높아졌다면 혈압약을 먹어도 쉽게 혈압이 떨어지지 않는다. 그래서 알약의 개수가 점점 늘어나고 '혈압약 한번 먹으면 죽을 때까지 먹어야 한다'라는 말이 생긴 것이다. 필자가 관찰한 결과 2단계 고혈압 환자보다, 이제 막 위험 수준에 들어선 환자에게 영양 요법을 처방했을 때 훨씬 좋은 결과가 있었다.

병원을 찾은 고혈압 환자의 95%가 '원발성 고혈압'을 진단받는다. 쉽게 말하면 '특정 질병이 원인이 아닌 여러 가지 요인에 의한 질병'이란 뜻이다. 특별한 경우가 아닌 이상 CCB Calcium Channel Blocker(칼슘 채널 차단제)나 ARB Angiotensin Receptor Blocker(앤지오텐신 수용체 억제제), ACEI Angiotensin Converting Enzyme Inhibitor(앤지오텐신 변환 효소 억제제) 종류의 약으로 고혈압 치료를 시작한다. CCB는 심장근육의 수축력을 떨어뜨리고, ARB와 ACEI는 신장에서 혈압을 높이는 기전을 차단한다. 당연히 혈압약을 복용하면 당장은 혈압이 낮아지고 더 이상 높아지지 않게 된다. 그러나 약을 끊으면 어떻게 될까? 난동을 피우는 아이들에게 부모가 '조용히 하라'고 소리치면 당장은 조용하겠지만, 부모가 자리를 비우면 또다시 아수라장이 되는 것과 같다. 근본적인 해결 방법은 아이들에게 예절과 참을성을 심어주는 것이다. 영양제 복용도 마찬가지다. 약물이라는 혈압 감시자가 없더라도 나의 몸 스스로가 정상혈압을 유지할 수 있는 역량을 키워주는 것이다. 그렇다면 고혈압에는 어떤 영양 성분이 필요한지 알아보자.

# 혈압을 높이는
# 스트레스

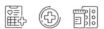

나이가 들수록 근육량은 줄어들고 몸은 노쇠해지며 신체 기능은 떨어지는데, 혈압은 오히려 증가한다. 이유가 무엇일까? 혈압이 높아지는 원인은 크게 두 가지다. 첫째는 혈압을 올리는 교감신경의 항진 문제이고, 둘째는 혈관이 좁아져서 혈압이 상승하는 구조적 문제다. 이 두 가지 요인이 함께 작용해 혈압이 높아진다.

'스트레스는 만병의 근원이다'라는 말이 건강 상식이 된 지 오래다. 특히 스트레스는 심혈관질환에 나쁘다. 스트레스가 심혈관질환, 뇌졸중, 관상동맥질환에 얼마나 안 좋은 영향을 끼치는지 잘 보여주는 연구 결과가 있다. 21개국의 평균 연령 50.4세 환자

118,706명을 대상으로 한 코호트 연구에서 스트레스는 심혈관질환 및 뇌졸중, 사망과 높은 연관성을 보였다. 특히 '높은 수준의 스트레스'는 심혈관질환, 뇌졸중, 관상동맥질환이 생길 확률을 많이 높였다.[1]

스트레스를 받으면 우리 몸은 교감신경이라는 신경계를 활성화한다. 교감신경은 우리가 무서운 상황을 마주쳐 도망가거나, 화가 나서 싸우려 할 때 활성화되는 신경계다. 교감신경이 활성화되면 호흡이 가빠지고 심장박동과 혈압이 올라가면서 온몸에 혈액을 빠르게 운반한다. 문제는 이런 교감신경이 만성적으로 항진되면 일상생활 중에도 교감신경이 항진된 상태가 고착화된다는 것이다. 교감신경이 과하게 항진되면 우리 몸은 아드레날린Adrenaline*과 노르아드레날린Noradrenalin**이라는 신경 전달 물질이 분비된다. 이 물질은 심장의 수축력을 높여서 혈압을 높이고, 혈관을 수축시켜서 또 한 번 혈압을 높이는 역할을 한다. 따라서 높은 혈압을 낮추기 위해 가장 먼저 해야 할 일은 항진된 교감신경을 정상화하는

---

* 에피네프린Epinephrine이라고도 불리는 흥분성 신경 전달 물질이자 호르몬이다. 주로 부신 수질에서 많이 분비된다.
** 노르에피네프린Norepinephrine이라고도 불리는 흥분성 신경 전달 물질이자 호르몬이다. 주로 흥분성 교감신경 말단에서 많이 분비된다.

● 남녀의 사회심리학적 요인에 따른 심혈관질환 위험도 종합 점수

| | 남성 | 여성 |
|---|---|---|
| 모든 요인에 따른 사망 | | |
| 낮은 스트레스 | 1.14(1.06~1.24) | 1.03(0.94~1.12) |
| 중간 스트레스 | 1.21(1.1~1.33) | 1.16(1.05~1.28) |
| 높은 스트레스 | 1.18(1.02~1.36) | 1.15(1~1.32) |
| 주요 심혈관질환 | | |
| 낮은 스트레스 | 1.04(0.95~1.13) | 1.04(0.94~1.14) |
| 중간 스트레스 | 1.07(0.96~1.2) | 1.08(0.96~1.21) |
| 높은 스트레스 | 1.38(1.18~1.61) | 1.09(0.92~1.3) |
| 주요 관상동맥질환 | | |
| 낮은 스트레스 | 1.03(0.93~1.15) | 1.18(1.06~1.33) |
| 중간 스트레스 | 1.07(0.94~.1.22) | 1.27(1.1~1.45) |
| 높은 스트레스 | 1.23(1.02~1.48) | 1.35(1.11~1.64) |
| 뇌졸중 | | |
| 낮은 스트레스 | 1.11(0.98~1.26) | 0.97(0.85~1.11) |
| 중간 스트레스 | 1.12(0.94~1.33) | 0.99(0.83~1.18) |
| 높은 스트레스 | 1.55(1.21~1.98) | 1.07(0.82~1.4) |

출처 : Ailiana Santosa et al., 「Psychosocial Risk Factors and Cardiovascular Disease and Death in a Population-Based Cohort From 21 Low-, Middle-, and High-Income Countries」, 2021

** HR(95% CI)※ 조정함
** 나이, 학력, 결혼, 위치, 복부 비만, 고혈압, 흡연, 당뇨병, 가족력, 무작위 효과에 따라 조정함

PART 2  영혼을 담은 장기, 심장

것이다.

하지만 현대인들은 끊임없이 '교감신경'을 활성화하도록 신체를 내몬다. 각종 스트레스에 노출되고, 밤늦게까지 커피를 마시며 일을 하는 게 반복되며, 쉴 때도 술, 고기, 담배로 신체는 혹사당한다.

심장은 신체에 혈액을 전달하는 만큼 몸의 엔진이자 가장 강력한 장기다. 그런 심장이 고장이 났다는 말은 '큰일도 보통 큰일이 아니다'란 신호로 받아들여야 한다.

# 심장이 엇박으로 뛰는
# 부정맥

의학 드라마나 영화를 보면 중환자실에 누워 있는 환자들 옆에 심전도 기계가 '삐- 삐- 삐-' 소리를 내며 작동하는 모습을 볼 수 있다. 기계에는 일정한 간격으로 그래프도 나타난다. 의학 지식이 없는 사람이라도 그래프가 곡선을 그리면 환자가 살아 있다는 의미이고, 그래프가 일직선으로 나타나는 순간 환자가 사망했다는 의미라는 것을 알고 있다. 그런데 이 그래프, 잘 보면 부드러운 곡선이 아니다. 이 그래프는 심장의 전기 신호를 나타낸 것으로, 잘 살펴보면 작은 능선과 골이 여러 개 붙어서 하나의 큰 곡선을 이루고 있다. 그 이유가 무엇일까? 바로 심장이 한 부분으로만 이루어진 장기가 아니기 때문이다.

앞에서 살펴보았듯이 심장은 크게 4개의 방으로 구성되어 있다. 신체를 순환한 혈액을 맞이하는 '심방'과 혈액을 다시 신체 기관으로 밀어 보내는 '심실'이 있다. 사람의 심장은 2개의 심방과 2개의 심실로 구성되어 있다. 어류의 심장은 1개의 심방과 1개의 심실로 구성되어 있고, 개구리 같은 양서류의 심장은 2개의 심방과 1개의 심실로 구성되어 있다. 사람 심장이 어류나 양서류의 심장보다 심방과 심실이 많은 것은 우리 몸이 혈액과 산소를 효율적으로 운반하고 활용할 수 있게 만들어졌다는 의미다.

하지만 그만큼 인간의 심장 운동은 다른 동물보다 복잡하다. 심장의 각 부분이 순차적으로 전기 신호를 받아서 운동하기 때문에, 심전도 그래프는 크고 작은 능선과 골의 형태로 나타난다. 각 부분의 운동에 따라 P, Q, R, S, T파로 구분해 나타나기 때문에, 이 파형을 관찰하면 구체적으로 심장의 어떤 부분과 단계에서 문제가 생기는지 확인할 수 있다.

전기 신호를 전달하는 주체는 당연히 우리 몸의 신경계다. 신경계와 심장이 긴밀한 연관이 있다는 사실은 일상생활에도 쉽게 알 수 있다. 무서운 영화를 보거나 긴장했을 때처럼 심리적인 요인만으로도 우리의 심장근육이 두근두근 뛰지 않는가? 이 전기 신호가 심장 각 부분에 순차적으로 작동해 심장 박동을 만들어낸다.

그런데 마치 손발이 엉켜 춤을 엉망으로 추는 무용수처럼, 심장의 전파와 움직임에 이상이 생기는 경우가 생긴다. 이런 심장 박동의 이상을 '부정맥'이라고 한다. 부정맥은 심장 박동이 빨라지는 '빈맥'과 느려지는 '서맥'으로 나뉜다. 1분간 심장이 60회 미만으로 뛴다면 서맥이고, 분당 100회 이상 뛰면 빈맥이라고 한다. 부정맥 증상이 심해지면 심장이 혈액을 신체 곳곳에 제대로 전달하지 못하는 심실세동*이나 급성 심근경색**으로 사망할 수도 있다. 이런 부정맥의 위험을 제서하기 위해서는 반드시 심장에 신호를 전달해주는 신경계를 안정화해야 한다. 지금부터 신경계를 안정화하는 데 필요한 영양소를 알아보자.

---

* 심장이 불규칙적으로 박동하고 제대로 수축하지 못해서, 전신으로 혈액을 전달하지 못하는 질병을 말한다.
** 혈전이 관상동맥을 갑자기 막아 심장근육으로 혈액이 공급되지 못해 심장근육이 죽어가는 질병을 말한다.

# 고혈압과 부정맥이라면
# 챙겨야 할 영양소

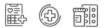

## 함께 복용해야 하는
## 칼슘과 마그네슘

칼슘과 마그네슘은 우리 몸을 구성하는 대표적인 미네랄 성분이다. 칼슘이라 하면 뼈를 튼튼하게 해준다고만 알고 있겠지만, 칼슘은 신경 전달 물질을 분비, 근육 수축, 신경계의 전기 신호를 전달 등 신체의 신호 전달의 중심 역할을 한다. 칼슘과 상보적인 역할을 하는 마그네슘은 '천연 신경 안정제'라고 불리며, 신경계를 안정화하고 근육을 이완시키며 신경계에 전기 신호를 전달한다.

시중에 나오는 미네랄 영양제는 대부분 칼슘과 마그네슘을 함께 함유하고 출시된다. 그 이유는 칼슘만 많이 먹으면 마그네슘이 배출되고 마그네슘을 많이 먹으면 칼슘이 배출되기 때문에 둘을 함께 복용하는 것이 좋기 때문이다. 칼슘이 전기 신호를 활성화한다면, 반대로 마그네슘은 전기 신호를 안정화한다. 신체의 대사는 수많은 전기 신호가 활성화되고 안정화되는 연속이기에, 두 영양소 어느 하나 부족함이 없어야 한다. 따라서 칼슘과 마그네슘이 모두 함유된 영양제를 복용할 때는, 칼슘만 잔뜩 들어 있거나 마그네슘만 잔뜩 들어 있는 제품은 권하지 않는다. 즉 칼슘과 마그네슘 비율이 1:1 아니면 2:1로 들어 있는 제품을 복용하는 것이 좋다. 종합비타민제 중에 칼슘과 마그네슘이 부족한 제품이 많으므로 두 영양소는 반드시 따로 복용하기를 권한다.

칼슘과 마그네슘이 어떤 제형인가도 중요한 문제다. 보통 저렴한 제품은 탄산 칼슘Calcium carbonate, 산화 마그네슘Magnesium oxide을 많이 사용한다. 가격이 저렴해서 많은 양을 넣을 수 있기 때문이다. 문제는 이런 제형은 생체 흡수율이 많이 떨어진다. 칼슘은 위가 좋지 않은 환자가 복용 시 흡수율이 5%밖에 되지 않는다. 따라서 칼슘과 마그네슘은 조금 가격이 높더라도 글루콘산 칼슘Calcium

Gluconate이나 젖산 칼슘Calcium lactate같이 유기산, 킬레이트Chelate 제형을 선택하는 것이 좋다.

환자 중에 미네랄 영양제만 먹으면 소화가 잘 안 된다고 호소하는 경우가 많다. 특히 위산 저하증을 앓거나 위장이 약한 환자가 미네랄 영양제를 섭취하고 소화가 잘 안 되어서 배가 아프거나 설사하는 경우가 종종 있다. 이때는 알약 대신 액상 형태의 미네랄 영양제를 권한다. 흡수율도 좋을뿐더러 위장 장애를 거의 일으키지 않아 쉽게 복용할 수 있다.

칼슘의 일일권장량은 800mg이다. 식사로 섭취하는 600mg을 제하면 영양제로 200mg 정도 복용하는 것이 적당하며, 마그네슘 역시 같은 양을 복용하는 것이 제일 좋다.

## 심혈관질환이 있다면
## 더해야 하는 비타민 K2

혈액 속 칼슘이 많으면 심장의 관상동맥에 석회화가 진행되어 관상동맥이 점점 좁아지고, 더 나아가 협심증이나 심근경색을 일으킬 수 있다. 그래서 심혈관질환이 있는 환자들이 칼슘 복용을 꺼린다.

하지만 심혈관질환이 있기에 오히려 미네랄 영양제를 복용해야 한다. 우리 몸속의 칼슘 95%는 뼈와 치아에 저장된다. 신체는 혈액 속에 칼슘이 많으면 뼈 안에 칼슘을 저장하게 되는데, 이때 '오스테오칼신Osteocalcin'이라는 호르몬이 분비된다. 오스테오칼신이 분비되면 뼈는 혈액 속 칼슘을 끌어당겨서 뼈 속에 칼슘을 저장하게 되는데, 오스테오칼신을 분비하는 열쇠 역할을 하는 영양소가 바로 비타민 K2다. 그러므로 미네랄 영양제를 먹을 때는 빈드시 비타민 K2를 함께 복용해야 한다. 비타민 K2는 칼슘이 동맥에 쌓이지 않도록 도와준다.

아이러니하게도 칼슘 섭취량이 부족하면 오히려 혈중 칼슘의 농도는 더 높아진다. 우리 몸속의 칼슘을 대부분 저장하고 있는 곳은 뼈다. 그런데 우리가 칼슘을 부족하게 섭취하면, 뼈에 저장된 칼슘을 분해해서 혈액으로 내보낸다. 한번 분해되면 많은 양의 칼슘이 혈액으로 방출된다. 혈액으로 방출된 칼슘이 심장근육세포로 들어가면 심장근육이 과도하게 수축해서 혈압을 높이고, 혈액 속 칼슘은 혈관을 막는 혈전의 재료가 된다. 그러므로 심혈관질환이 있는 환자가 칼슘을 복용할 때는 반드시 비타민 K2가 들어 있는 제형을 복용하거나 비타민 K2를 따로 복용해야 한다.

비타민 K2는 임상적으로 1일 45mg 복용하는 것을 가장 추천한다.

## 스탄틴 계열 약물과 함께 복용해야 하는 코엔자임 Q10

◊ ◊ ◊

코엔자임 Q10Coenzyme Q10은 심장과 혈압에 좋다고 많이 알려져 있다. 앞서 말했듯 심장은 수많은 근육이 여러 층으로 되어 있고 심장근육은 쉬지 않고 심장 박동을 해야 한다. 따라서 심장의 운동에는 많은 에너지가 필요하다. 이때 필요한 에너지를 만드는 데 필요한 조효소가 바로 코엔자임 Q10이다.

코엔자임 Q10이 심장에 좋은 또 다른 이유는 바로 높은 항산화 효과가 있기 때문이다. 우리 몸은 산소를 이용해 에너지를 만든다. 이 과정에서 세포를 손상시키고 노화되게 하는 활성산소를 만들게 되는데, 코엔자임 Q10이 심장의 에너지 생성 과정에서 만들어지는 활성산소를 제거한다. 그래서 코엔자임 Q10을 '심장의 항산화제'라고 부르기도 한다.

코엔자임 Q10은 우리 몸에서 합성할 수 있지만, 40~50대를 기점으로 급격하게 감소하므로 영양제 복용을 권한다. 그런데 반드시 복용을 권하는 환자군이 있다. 바로 콜레스테롤 처방약인 스타틴Statin 계열 약물을 복용하는 환자다.

💜 **환자** "약사님, 제가 요즘 몸에 힘도 없고 근육이 파르르 떨리고 밤에 쥐도 많이 나요."

➕ **약사** "혹시 드시는 약이 있으신가요?"

💜 **환자** "고지혈증약밖에 없는데요."

➕ **약사** "고지혈증약이면 아마도 스타틴 계열의 약물일 텐데요. 스타틴 계열 약물을 드시면 근육 떨림이나 근육 경련 증상이 생길 수 있어요."

💜 **환자** "네? 약을 먹으면 몸이 좋아져야 하는 거 아니에요?"

스타틴 계열의 약물은 고지혈증 환자에게 가장 많이 처방되는 1차 처방 약물이다. 아이러니하게도 심혈관질환을 예방하기 위해 먹는 고지혈증약은 우리 몸의 코엔자임 Q10을 고갈시킨다. 고지혈증약뿐만 아니라 혈압약, 당뇨약도 체내 코엔자임 Q10을 고갈시키기 때문에 이런 약을 장기간 복용해야 하는 환자들은 코엔자임 Q10을 보충해줄 필요가 있다.

코엔자임 Q10 영양제의 영양 성분표를 보면 유비퀴논Ubiquinone과 유비퀴놀Ubiquinol 성분으로 구성되어 있다. 유비퀴놀 성분이 신체에 더 쉽게 흡수되며 빠른 효과를 내기 때문에 유비퀴놀 함량이 높은 제품을 선택하는 것이 좋다.

코엔자임 Q10은 임상학적으로 환자의 상태에 따라 1일 90~200mg 복용하는 것을 권한다.


## 스트레스를 완화해주는
## SSRI와 살리드로사이드

### SSRI

신경병증을 치료하기 위해 정신과에서 가장 많이 처방하는 약물은 'SSRISelective Serotonin Reuptake Inhibitor(선택적 세로토닌 재흡수 억제제)'다. 이 약물은 뇌 속에 고갈된 '세로토닌Serotonin'이라는 물질의 양을 늘려서 불안증, 공황 장애, 우울증 같은 신경병증을 치료한다.

세로토닌은 우리가 명상이나 마음이 평안할 때 몸에서 분비되는 신경 전달 물질이다. 즉 극심한 스트레스로 긴장하고 과민한 상태에서 신체를 이완하고 진정시키기 때문에 스트레스, 신경 과민에 효과가 있다.

## 살리드로사이드

천연 성분에도 SSRI와 같은 효과를 내는 성분이 있다. 스트레스로 생긴 교감신경 항진증 개선에 도움이 되는 성분으로 각광받고 있는 살리드로사이드Salidroside다. 살리드로사이드는 '홍경천'이리는 식물에서 추출되는 물질이다.

살리드로사이드는 스트레스 해소에 가장 강력한 효과를 지닌 성분으로 알려져 있다. 우리가 스트레스를 받으면 몸에서 스트레스 호르몬이라고 불리는 코티졸Cortisol*과 아드레날린이 분비된다. 생존을 위해 꼭 필요한 호르몬이지만 너무 과다하면 혈당, 혈압이 높아지고 살이 찌는 등 신체에 나쁜 영향을 끼친다. 살리드로사이드는 바로 이 과한 스트레스 호르몬을 줄이는 효과가 있다. 또한 신경 전달 물질인 세로토닌 생산량을 30%나 증가시킨다.

---

* 국립국어원에서는 '코르티솔'로 등재되어 있다.

살리드로사이드의 또다른 효과에 관한 흥미로운 연구 결과가 있다. 심근경색이 있는 쥐에게 21일간 살리드로사이드를 투여하니, 아무것도 투여하지 않은 심근경색이 있는 쥐보다 심근경색으로 인한 사망률이 감소했고, 심장 기능이 개선되었으며, 심근경색의 강도도 줄어들었다고 한다.[2] 이는 살리드로사이드가 심장근육 자체를 보호한다는 사실을 말해준다.

또한 살리드로사이드는 세포를 손상시키는 활성산소를 감소시켜 심혈관 안쪽 내피세포를 보호하는 역할도 하기 때문에 교감신경 항진이 원인인 고혈압에 탁월한 효과를 보인다.

홍경천 추출물로 살리드로사이드를 복용할 시, 임상적으로 1일 200~600mg 복용을 권한다.

시중에 많은 홍경천 추출물 영양제가 판매되고 있다. 그러나 살리드로사이드는 홍경천에 약 1% 정도만 함유되어 있으므로 고순도, 고함량 제품을 구매하는 것이 중요하다.

# 고혈압 환자는
# 어떻게 운동해야 할까?

만성 질환 환자 대부분은 운동 부족이다. 그래서 매번 의사와 약사에게 적당한 운동을 하라는 말을 듣는데, 어느 정도가 적당한 운동인지 모르는 환자가 많다. 그래서 조금만 운동해도 스스로 운동을 많이 했다고 느끼거나, 반대로 본인 몸 상태를 정확히 인지하지 못하고 일반인만큼의 강도로 운동하다 문제가 생기는 경우도 많다.

만성 질환 환자들이 혈압약에 의존하지 않고 건강한 몸을 되찾기 위해서는 운동을 반드시 해야 한다. 운동을 해야 우리 몸이 약 없이도 정상혈압을 유지할 수 있는 역량을 가질 수 있기 때문이다. 또한 만성 질환 관리를 위해 필요한 체중 관리, 스트레스 감소, 심장 건강 유지를 위해서도 운동을 반드시 해야한다.

그렇다면 고혈압 환자나 심혈관질환을 앓는 고령의 환자는 어떻게 운동을 하는 것이 좋을까?

## ❤️ 발살바 호흡하는 운동은 피하자

최근 고중량운동에 관심이 많아지면서 무거운 중량을 들고 스쿼트나 데드리프트 같은 역도 동작 운동을 하는 사람이 많아졌다. 고중량운동은 짧은 시간에 높은 강도로 운동해서 높은 운동 효율을 낼 수 있지만, 고혈압 및 심혈관질환 환자들에게는 좋지 않다. 고중량운동을 하게 되면 높은 강도를 버티기 위해 발살바 호흡*을 하게 되는데, 이런 호흡법은 혈압을 높이기 때문이다.

중량 운동을 하지 말라는 게 아니다. 다만 고중량운동은 피하는 것이 좋고 발살바 호흡법보다는 근육에 힘을 줄 때 숨을 내쉬고 이완할 때 들이쉬는 기본적인 웨이트 트레이닝 호흡법을 하는 것이 좋다. 적당한 근육량을 유지하는 것이 심혈관질환 환자에게 도움이 되기 때문에 중량 운동은 필수다.

---

* 숨을 참고 동작을 수행하는 동안 복압을 높여서 상체 강도를 높이는 호흡법이다.

## 🫀 10분의 워밍업과 쿨다운은 필수다

갑작스러운 운동으로 근육이 놀라는 것을 방지하기 위해서 준비 운동을 강조하는데, 특히 심혈관질환 환자라면 운동 시작 전 워밍업은 필수다. 운동을 하면 심장에서 많은 혈액이 갑자기 분출되고 이는 심장에 무리를 주기 때문이다. 하지만 운동 전에 준비운동과 스트레칭을 10분만 해주면 심장에 무리가 가는 것을 방지할 수 있다. 또한 운동을 마무리할 때도 바로 쉬는 것이 아니라 10분 정도 가벼운 뜀박질이나 스트레칭으로 쿨다운을 해주는 것이 좋다.

주의할 점은 워밍업, 쿨다운 동작 시 머리가 심장 밑으로 가는 동작은 혈액 순환이 안 되어서 어지러움을 느낄 수 있으니 주의해야 한다.

## 🫀 '어느 정도'의 강도로 운동해야 할까?

50~60대 환자가 젊은층과 같은 강도로 운동하는 것은 분명 신체에 무리가 간다. 그러나 너무 약한 강도의 운동은 심혈관질환 환자에게 아무런 도움이 되지 않는다. 심혈관질환 환자에게 가장 적당하다고 알려진 운동 강도는 '중강도'다. 중강도는 쉽게 말해 옆에서 누군가 말을 걸었을 때 쉽게 대화할 수 없는 강도라고 생

각하면 좋다. 그러므로 심혈관질환 환자는 심박수를 기준으로 자신의 최대 심박수에서 50% 정도의 심박수가 나오는 강도로 운동하면 된다.

추천하는 운동은 유산소 운동으로는 에어로빅, 줌바, 빠르게 걷기, 사이클링, 하이킹, 수영이 있고, 맨몸 스쿼트나 밴드로 하는 가벼운 웨이트 운동도 좋다.

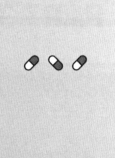

# PART 3

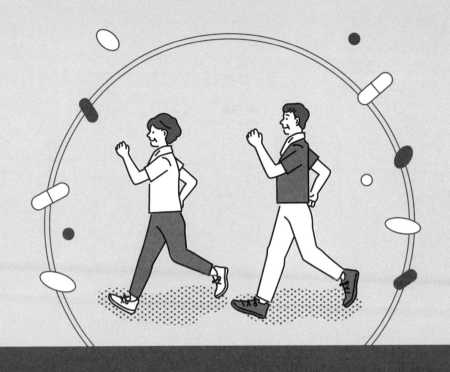

# 신체를 순환하는 생명선,
# 혈관

## INTRO

60세의 한 어르신은 필자의 약국에서 꾸준히 아스피린 Aspirin 100mg을 사 드시던 단골 손님이셨다. 아스피린은 원래 해열, 진통제로 많이 알려진 약이다. 작은 용량의 아스피린 복용이 우리가 흔히 '피떡'이라 부르는 혈전 생성을 방지한다고 알려지면서, 약국에서 아스피린을 구매하는 어르신이 많다. 그런데 이 어르신은 건강해 보이셔서 왜 굳이 아스피린을 계속 드시는지를 물어보지 않을 수 없었다.

➕ **약사** "어르신, 건강해 보이시는데 왜 아스피린을 드세요?

❤️ **환자** "우리 형님이 뇌혈관이 막혀서 지금 병원에 누워 계

시거든, 어머니도 심근경색으로 돌아가시고……. 우

리 집안 유전인가벼."

➕ **약사** "아 그러셨군요. 그럼 걱정이 많이 되시겠네요."


가족이 심근경색과 뇌졸중으로 갑작스럽게 몸져누우

셨으니 얼마나 걱정이 많으셨을까? 어르신께서 왜 아스

피린을 꾸준히 드셨는지도 이해가 되었다. 어르신은 아스

피린 외에도 어디선가 혈액 순환에 좋다는 말을 듣고 은

행 열매와 고로쇠 물도 꾸준히 챙겨드셨다고 한다.

심근경색과 뇌졸중은 언제, 어떻게 발생할지 모르는

시한폭탄과 같다. 무리하게 일하다 어느 날 갑자기 뒷목

잡고 쓰러지고, 멀쩡한 사람이 길을 걷다 심장을 부여잡

고 쓰러져 응급실로 실려 가지만 결국 사망하거나, 설령

목숨을 부지해도 반신불수가 되어 평생 병상에 누워 있

는 경우도 있다. 멀쩡해 보이던 형님이 갑자기 병원에 누

워 계시는 모습이 어르신께는 큰 마음의 상처로 남아 있었다.

실제로 심혈관질환의 발병 원인은 가족력이 40~60%를 차지한다. 가족 중 심혈관질환을 앓고 있는 환자가 있다면 본인도 심혈관질환을 앓고 있을 확률이 높다는 의미다. 그 외 생활습관이나 식습관, 약물 복용 등도 절반을 차지한다. 혹시 여러분의 친척 중에 심혈관질환 환자가 있다면, 여러분도 항상 혈관 건강을 신경 쓰는 것이 좋다. 하지만 본인이 가족력을 사전에 잘 파악해서 발병 전부터 혈관을 건강하게 유지하고 관리할 수 있다면 다른 사람보다 더 오래 건강하게 혈관을 지킬 수 있다.

➕ **약사** "어르신, 물론 아스피린이 피떡이 생성되는 걸 막아 주기는 하지만, 너무 장기간 드시면 오히려 상처가 났을 때 지혈이 안 될 수 있어요. 그래서 임플란트나 수술 전에 아스피린 먹지 말라 하잖아요."

💗 **환자** "그럼 어떡해? 이거 말고 혈관에 좋은 게 있나?"

**➕ 약사** "피떡 생성을 방지하는 영양소와 혈관이 필요할 때 제대로 운동할 수 있게 도와주는 영양소를 같이 복용하시면 부작용 없이 훨씬 혈관 건강에 도움이 되실 거에요. 제 말 믿고 한번 드셔보세요."

어르신은 체형이 강골하고 혈색도 좋으신 편이었다. 그래서 필자는 혈관근육을 강화시켜 혈관을 탄력 있게 만들어주는 영양소와, 혈전 생성을 막아주는 영양제 2종을 함께 권해드렸다. 그리고 꾸준히 해오시던 운동을 지속하시고 식습관을 신경 쓰시라고 말씀드렸다.

사실 심혈관질환 예방과 치료에 무엇보다 중요한 점은 '식단'이다. 필자는 어르신께 지중해식 식단을 보여드리며 최대한 어르신의 상황에 맞는 식단을 짜드렸다. 처음에는 평소 좋아하시던 숯불 갈비와 콜라를 못 드시는 것이 불만이셨다. 하지만 영양 요법에서 중요한 건 '꾸준함'이다. 처음에 잠깐의 불편함을 감수하고 습관이 되면, 나도 모르는 사이에 건강해져 있을 것이다.

# 혈관 건강을 좌우하는
# 혈관 탄력성

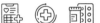

예로부터 문명의 경제 발전은 도로와 길을 만드는 것부터 시작되었다. 그러다가 배가 다니는 수로도 생기고 사람을 옮기는 지하철과 기차 선로도 생겼다. 특히나 수출로 먹고사는 우리나라에서 '길'이란 대한민국 경제의 '생명'과도 같다. 어디든지 원하는 곳으로 우리를 인도해주는 길이 새삼 소중하고 중요하다는 생각을 하게 된다.

우리 신체에도 '길' 역할을 하는 기관이 있다. 바로 '혈관'이다. TV나 영화 속에서 등장인물이 갑자기 심근경색이나 뇌졸중으로 쓰러지는 모습을 볼 수 있는데, 이는 혈액이 흐르는 길인 혈관이 막힘으로써 생기는 대표적인 질병이다. 극심한 통증을 느끼며 가슴을 부여잡고 쓰러지거나, 목석처럼 쓰러져 입술이 파랗게 질린 상태로 온몸을 떠는 모습은 보는 이의 가슴을 서늘하게 한다. 필자의 아버님도 뇌졸중 증상으로 발작을 일으키셔서 응급실에 가신 적이 있다. 다행히 당시에 어머님이 옆에 계셔서 빠른 응급 처치가 가능했지만, 그때 당시 어머님은 '갑자기 사람이 죽는다는 게 이런 거구나'라는 생각이 들 만큼 무서우셨다고 한다. 어머님은 혹시라도 아버님에게 증상이 재발할까 봐 한동안 아버님 곁을 떠나지 못하셨다.

심혈관질환은 한국인 사망 원인 통계에서 항상 2위를 차지할 정도로 흔한 질병이다. 그리고 이런 죽음의 그림자는 바로 '혈관'에서 생긴다.

혈관은 신체에서 가장 긴 기관이다. 우리 몸의 혈관을 다 꺼내서 일자로 펴 보면 자그마치 10만 km나 된다. 이 길이는 지구 2바퀴 반을 돌 수 있는 길이다. 혈관의 두께는 천차만별이다. 심장과 가깝고 높은 혈압을 견뎌야 하는 대동맥은 지름이 가장 길고 두꺼우며, 튼튼한 혈관벽을 가지고 있다. 하지만 대동맥을 제외한 대부분의 혈관은 지름이 1/100mm로, 적혈구 하나가 겨우 통과할 수 있을 만한 좁은 너비다. 놀랍게도 우리 몸속의 이 기다란 혈관은 우리의 수명만큼 긴 세월 동안 제 역할을 다하게 된다.

도대체 온종일 혈액이 돌아다니는 이 좁은 혈관은 어째서 터지지 않고 멀쩡할 수 있을까? 정답은 딱딱한 도로와는 다르게 혈관은 필요에 따라 혈관을 좁혔다가 넓혔다가 할 수 있는 능력 덕분이다. 즉 '혈관의 탄력성'이 혈관 장수의 비결이다.

혈관은 내피(속막), 중간막, 바깥막의 3개층으로 이루어져 있다. 가장 두꺼우면서 혈관 운동을 조절하는 층은 '중간막'이다. 중간막에는 평활근(민무늬근육)이라는 근육층이 있어서, 혈관을 좁히거나 넓히는 운동을 한다. 이 근육층은 높은 혈압도 버텨낼 만큼 탄력성이 좋다. 딱딱한 유리공은 높은 압력에 깨지지만, 말랑하

● 혈관 단면

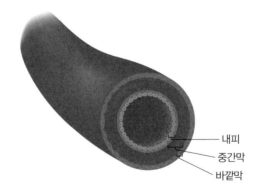

내피
중간막
바깥막

고 탄력 있는 고무공은 아무리 세게 눌러도 쉽게 터지지 않는다. 혈관 역시 높은 혈관 탄력성 때문에 혈압이 120mmHg를 넘어 200mmHg 가까이 높아져도 쉽게 터지지 않는다.

하지만 시간이 흐를수록 도로가 낡아지듯이, 혈관도 노화 과정을 겪게 된다. 그 과정에서 가장 먼저 나타나는 증상이 바로 '혈관 탄력성 저하'다. 혈관 탄력성이 저하되면 혈관은 빠르게 노화되기 시작한다. 즉 혈관 노화의 시작은 혈관의 탄력이 떨어지고 딱딱해지는 것에서 시작한다. 그리고 혈관은 조금씩 우리가 '피떡'이라고 부르는 혈전으로 막히기 시작한다.

# 서서히 드리우는 죽음의 그림자,
## 동맥경화

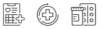

혈관은 몇 살 때부터 막히기 시작할까? 놀랍게도 우리 혈관은 만 30세 이후부터 천천히 노폐물이 쌓이며 막히기 시작한다. 다만 그 속도가 느려 바로 증상을 느끼지 못할 뿐이다. 50~60대가 되면 서서히 눈에 띄는 증상이 나타나기 시작한다. 그리고 혈전이 혈관을 막아 심혈관질환 위험성이 급격하게 증가한다.

혈관은 우리 몸속 혈액을 운반하는 역할을 한다. 혈액은 몸속의 세포에 산소와 생존에 필요한 영양소를 운반하고 세포에서 생성된 노폐물과 이산화탄소를 수거하는 역할을 한다. 혈관이 막힌다는 것은 장기세포로 산소와 영양소가 제대로 공급하지 못한다는 것을 뜻하고, 이는 곧 세포가 죽거나 신체 기능에 장애가 생긴 다는 것을 뜻한다. 이렇게 혈관이 막히는 현상을 '동맥경화'라고 하며 혈관에 점차 쌓이는 이것을 혈전, 플라크Plaque, 피떡이라고 부른다. 혈전으로 혈관이 완전히 막히면 심장마비 등으로 급사할 가능성도 크기 때문에 주의해야 한다.

동맥경화가 잘 생기는 부위는 세 군데다. 첫째는 심장으로 혈액을 공급하는 관상동맥, 둘째는 뇌로 혈액을 공급하는 뇌동맥, 셋째는 신장으로 가는 신장혈관이다. 그래서 동맥경화가 생긴 환자들에게는 심장으로 가는 혈액이 부족해서 생기는 협심증와 심장마비, 뇌로 가는 혈관이 막혀서 생기는 뇌경색과 뇌졸중, 신장의 기능이 떨어지는 만성 신부전 증상이 많이 나타난다. 평소 가슴이 아픈 협심증 증상을 앓은 환자라면 관상동맥이 절반 이상 좁아져 있을 가능성이 크다.

좁은 말초혈관에 동맥경화가 생겨 막히는 경우도 많다. 특히 손발 끝은 심장에서 멀기 때문에 혈액 순환 기능이 저하되면 가장 먼저 증상이 나타나는 부위다. 특히 당뇨병으로 혈액 순환 기능이 떨어지면 손발 끝이 시커멓게 썩기도 하는데, 이는 혈액 순환이 되지 않아 세포가 죽기 때문이다.

혈관이 좁아지는 과정은 오랜 시간 천천히 진행된다. 문제는 이 혈전이 떨어져 나와서 혈관을 타고 돌아다니다가 다른 부위의 혈관을 막았을 때 발생한다. 앞서 말한 심근경색과 뇌졸중이 바로 그것이다.

그렇다면 혈관을 막는 혈전은 어떻게 만들어질까? 혈전은 생각보다 긴 시간 동안 여러 과정을 거쳐 생성된다. 먼저 혈관 탄력성의 저하로 혈관의 내피가 손상되는 것에서 시작한다. 혈관 내피가 손상되면서 안에 있는 속살이 드러나는데, 이때 'LDLLow Density Lipoprotein(저밀도 지질단백질) 콜레스테롤*'이 그 사이에 축적되기 시작한다. 축적된 LDL 콜레스테롤은 혈관벽에 자리 잡은 채 산화되어 '산화된 LDL 콜레스테롤'로 변한다. 그러면 우리 몸의 면역세포는 산화된 LDL 콜레스테롤을 유해 물질로 인식해서 대식세포라는 면역세포가 이를 잡아먹는데, 이때 세포의 모습이 거품처럼 보여서 거품세포라고도 부른다. 이 거품세포에 혈액 속 칼슘과 혈액 응고인자가 축적되기 시작하면서 혈관이 점점 딱딱하게 변한다. 혈전이 제거되지 않은 상태가 지속되면 평활근세포는 콜라겐Collagen을 형성하면서 딱딱하게 변한다. 이러한 과정으로 생긴

---

✦ 저밀도 콜레스테롤이며, 증가하면 혈관에 흡착해 동맥경화의 원인이 된다. 그래서 나쁜 콜레스테롤이라고 한다.

방대한 혈전이 혈관에 축적되기 시작하면서 혈관은 점차 막히게 되는 것이다.

그렇다면 혈전 생성을 막을 방법은 무엇이 있을까? 앞에서 말했듯이 혈전은 여러 단계를 거쳐 생성된다. 이 말인즉슨 혈전 생성을 예방하는 방법이 여러 개 존재한다는 의미이기도 하다. 혈전이 만들어지는 데 가장 결정적인 역할을 하는 단계는 혈액 응고인자인 '피브린Fibrin'이 들러붙는 과정이다. 피브린은 그물망처럼 생긴 단백질인데 이 그물망으로 혈전을 단단히 뭉친다. 따라서 혈전 예방을 위해 1차적으로 피브린을 용해시키는 '천연 혈진 용해 성분' 복용을 권하며, 이와 함께 혈액 속 칼슘을 줄여 혈전 생성을 방지해야 한다. 또한 중성지방과 몸에 나쁜 LDL 콜레스테롤을 줄이는 식단을 함께 병행한다. 더 나아가 혈관 건강을 위해 혈관 탄력성을 강화해주는 영양소, 혈액 순환을 돕는 영양소를 복용하며 혈관을 관리해준다면, 100세까지도 튼튼한 혈관을 가질 수 있다. 지금부터 이에 대한 자세한 이야기를 해보겠다.

# 동맥경화라면
# 챙겨야 할 영양소

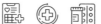

## 천연 아스피린,
## 나토키나아제

'일본인의 장수 비결은 낫토에 있다'라는 말이 있듯이, 일본인들의 장수 비결은 식습관, 즉 일본의 전통 음식 중 하나인 '낫토'에 있다. 낫토는 미국의 권위 있는 건강 전문 월간지 〈헬스Health〉가 2006년에 선정한 세계 5대 슈퍼 푸드 중 하나로, 신체에 이로운 유익균이 매우 풍부하기 때문이다. 몸에 좋다는 김치 1g에 유익균이 2억 마리, 장에 좋다는 요구르트 1g에 유익균이 1억 마리가 들어 있지만, 낫토 1g에는 유익균이 10억 마리나 들어 있다. 물론 현대인들이 좋아할 만한 맛과 식감은 아니지만, 그럼에도 그 유익한 효능으로 우리나라에서 한때 큰 관심을 받은 적이 있다.

낫토는 특히 심혈관질환 환자에게 좋은 음식이다. 2017년 일본 기후대학 연구팀의 연구에 따르면, 낫토를 꾸준히 먹었던 사람은 보통 사람보다 심뇌혈관질환으로 사망할 확률이 32%나 적었다고 한다.[1]

낫토는 우리나라의 된장과 같이 대표적인 '발효 식품'이나. 내두를 발효하면 바실러스 서브틸리스Bacillus Subtilis(고초균)가 증식하며 유익한 물질을 만드는데, 그중 하나가 바로 '나토키나아제Nattokinase'다. 낫토를 직접 구매할 때 끈적한 실이 잘 늘어나는 것을 고르는 게 중요하다. 왜냐하면 실이 잘 늘어난다는 것은 그만큼 유익균이 많이 있다는 뜻이기 때문이다. 만약 낫토를 직접 먹기가 힘들다면 나토키나아제 성분의 영양소를 복용하기를 추천한다.

나토키나아제의 별명은 '천연 아스피린'이다. 아스피린만큼이나 혈전을 녹이는 '항혈전 효과'가 뛰어나기 때문이다. 앞서 혈전은 가늘고 견고한 그물망처럼 생긴 혈액 응고인자, 즉 피브린이 뭉쳐져서 만들어진다고 했는데, 바로 이 나토키나아제가 피브린을 직접 분해한다. 또한 혈전을 용해하는 t-PA 양을 증가시킨다. 즉 직간접적으로 나토키나아제가 혈전 용해에 관여하기 때문에 항혈전 효과가 뛰어날 수밖에 없다.

실제 다리 정맥에 혈전이 있던 개에게 나토키나아제 2,000FU를 경구 투여하자 혈전이 5시간 이내에 완전히 녹았다는 연구 결과도 있다.[2] 혈전증을 앓고 있던 쥐에게 나토키나아제를 복용하게 하니 대동맥의 혈류가 62%까지 회복되었다는 연구 결과도 주목할 만하다.[3] 따라서 혈전이 있는 환자에게 꼭 나토키나아제를 복용하게 한다.

심뇌혈관질환 예방을 위해서는 1일 2,000FU, 심뇌혈관질환이 있다면 4,000FU를 복용하는 것을 권한다.

## 혈관 탄력성을 높이는
## EDRF와 L-아르기닌

✎ ❦ ✎

### EDRF

비아그라 같은 발기 부전 치료제의 원리는 무엇일까? 바로 음경으로 가는 혈관을 확장해서 혈액의 양을 늘려주는 원리다. 이때 비아그라는 음경 혈관 속에 사이클릭지엠피cGMP(cyclic Guanosine Monophosphate)라는 물질의 농도를 증가시킨다. 이 물질은 혈관의 근육층을 느슨하게 만들어서 혈관을 넓어지게 한다. 그러면 혈관에 혈액이 더 많이 드나들게 되서 음경으로 혈액이 더 잘 들어오는 효과를 가져온다.

이렇게 혈관을 넓히는 물질을 통틀어서 'EDRFEndothelial Relaxation Factor(내피세포유래 평활근 이완인자)'라고 부른다. 나이가 들수록 혈관이 좁아지고, 많은 혈액이 드나들지 못하는 이유는 혈관의 탄력성이 떨어지기 때문이고 이런 증상을 '혈관 탄력성 저하증'이라 한다. 그러므로 혈관 탄력성 저하증 환자들은 혈관을 이완시켜 넓혀주는 EDRF를 복용해주어야 한다.

## L-아르기닌

발기 부전 치료제처럼 혈관을 이완시키지만, 부작용은 적고 효과는 좋은 영양소가 바로 'L-아르기닌L-Arginine'이다. L-아르기닌은 단백질의 단위인 아미노산Amino acid의 한 종류다. 신체에는 20종의 아미노산이 존재한다. 아미노산은 신체 내에서 합성이 안 되기 때문에 외부에서 섭취해야 하는 '필수 아미노산'과 신체 내에서 합성 가능한 '비필수 아미노산'이 있다. L-아르기닌은 신체에서 합성은 되지만 그 양이 매우 적어서 외부에서 보충해야 하는 '준필수 아미노산'에 속한다.

L-아르기닌은 신진 대사와 관련된 많은 부분에서 필수인 영양소다. 몸속에서 질소를 운반해주기 때문에 신체의 성장과 근육 증가에 주된 역할을 하며, 체내 암모니아Ammonia 대사에도 관여하기 때문에 노폐물 배설을 촉진한다. 또한 L-아르기닌은 피로 회복에도 관여하기 때문에 우리나라에 처음 알려졌을 때는 '운동할 때 먹으면 좋은 영양제' '피로 회복제' '남성 정력에 좋은 영양제'로 알려졌다.

그뿐만 아니라 L-아르기닌의 또 다른 효과인 혈관 확장 효과에 대한 여러 연구 결과가 알려지면서 '혈관 탄력성 증가'에 도움이 되는 영양제에 많이 쓰이고 있다. L-아르기닌을 복용하게 되면 혈관 내피세포에서 산화질소Nitro oxide를 생성하는데, 산화질소는 혈관의 사이클릭지엠피 농도를 증가시키고 혈관을 확장시키는 역할을 한다.

L-아르기닌이 심혈관질환에 좋다는 연구 결과를 살펴보면, 심장에 혈액 순환이 안 되는 협심증 환자 10명에게 알약으로 매일 9g의 L-아르기닌을 3개월 동안 복용하게 했더니, 10명 중 7명은

눈에 띄게 심장으로 가는 혈액량이 증가했고 협심증 증상도 완화되었다. 특이한 것은 심혈관질환에 영향을 끼치는 혈중 염증 수치도 함께 감소했다고 한다.[4] 또 다른 연구결과를 살펴보면, 관상동맥질환 초기 단계였던 평균 41세 환자들을 대상으로 한 실험에서 알약으로 하루에 21g의 L-아르기닌을 먹였는데 3일 만에 동맥의 혈액 흐름이 눈에 띄게 개선되었다고 한다. 반면 가짜약을 복용한 환자들은 아무 변화가 없었다.[5] 이러한 연구 결과로 L-아르기닌 복용은 신체 성장과 피로 회복뿐만 아니라 심혈관질환, 혈관 탄력성 개선에 뛰어난 영양소임을 알 수 있다.

다만 L-아르기닌은 충분한 양을 복용해야 한다. 적은 양의 L-아르기닌 복용은 심혈관질환 예방과 개선에 변화를 보이지 않는다는 연구 결과가 있다.[6] 시중에 판매 중인 제품은 대부분 1알에 L-아르기닌이 500~1,000mg 들어 있어, 1일 2회 복용 기준으로 복용량이 하루 1,000mg~2,000mg밖에 되지 않는다. 혈관 건강을 지키고 심혈관질환을 예방하려면 적어도 1일 5,000mg은 복용해야 한다. 그래서 필자는 액상 형태의 고용량 L-아르기닌 제품을 권한다.

# 혈전을 녹이고
# 혈액 순환을 돕는 전칠삼

✑ ✑ ✑

중국의 윈난성은 90%가 고원과 구릉, 산지다. 그래서 천혜의 자연환경을 자랑한다. 중국차로 유명한 '보이차'의 주산지이기도 하고, 풍부한 자원 덕분에 무역이 활발해 아시아의 거대한 무역로였던 '차마고도'의 출발지이기도 하다.

이곳 윈난성에는 특별한 삼이 자라는데, 바로 '전칠삼'이다. 전칠삼은 윈난성의 해발 1,500m~2,000m에서 자라는 특이한 삼이다. 풍부한 토양의 기운을 듬뿍 받고 자라는 이 삼은 비옥한 토양의 영양소를 많이 가져가기 때문에 연작할 수 없다. 보통 심은 지 3~7년이 지나면 가장 약효가 잘 나타나서 '삼칠삼'으로도 불린다.

한국의 인삼 역시 약효가 좋지만 전칠삼은 특히 혈전이 쌓여 혈액 순환 장애가 있는 환자에게 좋다. 왜냐하면 전칠삼에서만 나오는 특별한 성분 때문인데, 그것은 바로 사포닌Saponin 중 하나인 노토진세노사이드Notoginsenoside다. 사포닌은 식물이 가지는 화합물의 한 종류로 산삼이나 인삼, 홍삼 같은 삼 종류에 특히 많이 들어 있으며 그 종류도 다양하다. 전칠삼에는 다섯 가지 사포닌이 들어 있는데, 그중 노토진세노사이드가 중요하다. 왜냐하면 이 성분은 혈전을 녹여서 없애주는 t-PAtissue-Plasminogen Activator(조직 플라스미노겐 활성제)라는 물질의 합성을 증가시키기 때문이다.

전칠삼의 효과는 이전부터 널리 알려져 있다. 중국과 조선의 의학 서적인 『본초강목』과 『동의보감』에 따르면, '전칠삼은 혈액 보충에 제일이고 고려 인삼은 기 보충에 제일 좋다'고 한다. 전칠삼은 혈액을 만들어서 쌩쌩 순환시키는 약초이며, 가장 강한 혈전 생성 억제 작용을 가진 사포닌이 들어 있다.

실제로 한 연구 결과에 따르면, 심장질환이 있는 환자가 전칠삼을 복용했더니 정상적이지 않던 심장 운동 기능이 정상적으로 바뀌었다. 협심증 환자에게 가슴 통증 같은 협심증 증상이 덜 나타났고, 언제 생길지 모르는 가슴 통증과 심장마비 때문에 니트로글리세린Nitroglycerin이라는 응급약을 항상 가지고 다니는 급성 관상동맥질환 환자에게 전칠삼을 복용하게 했더니, 니트로글리세린을 덜 복용하게 되었을 뿐만 아니라 혈중 지질량 역시 개선되었다고 한다.[7]

그래서 필자는 혈관 건강에 문제가 있거나 혈액 순환 장애가 있는 환자에게 가장 먼저 전칠삼 성분의 영양제를 권한다. 왜냐하면 전칠삼의 성분이 다른 영양소보다도 혈관 건강에 다방면으로 도움을 주기 때문이다. 혈전을 녹여서 막혀 있는 혈관을 뚫어줄 뿐만 아니라 잘 순환되지 않는 혈액을 강하게 순환시킨다. 실제로 오랫동안 손발이 차고 시려운 환자가 전칠삼을 1개월만 복용해도 손발이 따뜻해진다. 다만 전칠삼의 강한 혈액 순환 효과가 고혈압 환자에게는 오히려 혈압이 높아지는 부작용을 낳을 수 있으니 주의해야 한다.

전칠삼 성분의 영양제를 구매할 때 고순도, 고함량의 제품인지를 확인하는 게 중요하다. 시중에 판매 중인 제품 중에 안전성과 효능이 검증되지 않고 함량이 터무니없이 작은 제품이 많으니 구입할 때 주의해야 한다. 전칠삼이 체내에서 유의미한 효과를 보이는 사포닌의 순도는 10~80%로 다양하다. 일반적으로 전칠삼에 함유된 사포닌 함량만으로 1일 200mg 이상 복용을 권한다.

# 고혈압, 심혈관질환 환자는
# 이렇게 드세요

혈압과 혈관은 오랜 시간 동안 천천히 나빠진다. 오늘 나에게 닥친 고혈압과 심혈관질환은 오랫동안 본인이 쌓아온 업보다. 실제로 고혈압과 심혈관질환으로 필자를 찾아온 수많은 환자를 상담해보니, 그들의 생활습관에는 일련의 공통점이 있었다. 그들은 술과 고기를 좋아하거나, 식사량이 많거나, 야식을 즐기거나 식사 주기가 불규칙했다. 그뿐만 아니라 움직이거나 운동하기를 싫어해서 대부분 운동 부족이었다. 그리고 대부분이 비만, 과체중이었다.

고혈압, 심혈관질환의 치료는 '올바른 식습관'에서 시작한다.

그래서 세계적으로 '고혈압과 심혈관질환 환제에게 좋은 식습관'에 관한 연구 결과가 많다. 대시 식단*, 지중해 식단 등 고혈압과 심혈관질환 환자에게 좋은 여러 식단이 있는데, 여러 연구에서 공통적으로 강조한 몇 가지 중요한 식습관 법칙을 지금부터 소개하겠다.

## 💗 붉은 고기, 가공육 섭취를 줄이자

소고기, 돼지고기 같은 붉은 고기를 많이 먹으면 콜레스테롤과 포화지방 수치가 높아진다. 최악은 숯불에 굽는 양념 갈비다. 양념에 들어 있는 설탕이 뜨거운 숯불에 변성해서 포화지방과 함께 섭취되기 때문이다. 또한 소시지, 베이컨 같은 가공육도 건강에 해롭다. 가공육에 필수로 들어가는 식품 첨가물인 아질산 나트륨 Sodium nitrite은 세계 보건기구에서 밝힌 '1급 발암 물질'이다. 아질산 나트륨은 우리 몸에 들어와 N-니트로사민N-Nitrosamine이 되어 대장암을 유발할 수 있다. 따라서 가능한 한 생선이나 닭고기, 콩을 섭취함으로써 단백질을 보충해주는 게 좋다.

---

* 고혈압을 앓고 있는 환자들의 혈압을 낮추기 위해서 미국 국립보건원NIH(National Institutes of Health)에서 개발한 식단이다.

## 🫀 식사량과 열량을 조절하자

고혈압, 심혈관질환 환자의 상당수가 과체중이거나 고열량, 고당류 식사를 하는 경우가 많기 때문에, 치료에 앞서 식사량과 섭취 열량 조절부터 시작해야 한다. 매주 식단과 식사 시간을 미리 정해 식사 일정표를 맞추는 습관은 식사량 조절에 큰 도움이 된다. 처음부터 식사량을 많이 줄이는 것이 아니라 1주에 밥 1/4공기씩 덜어 먹는 것부터 시작하자. 그렇게 하루에 2,000kcal 섭취를 목표로 식사량을 줄여나간다. 그러면 한 끼 식사 시 대략 600~700kcal를 섭취하게 된다. 고열량 식단으로 한 끼 식사를 구성하게 되면 섭취량이 줄어들어 포만감이 줄어드니, 채소같이 열량은 적지만 포만감을 주는 저열량 재료로 식단을 바꾸어 나가면 된다. 너무 배가 고프면 식간에 빵이나 과자 대신 약간의 견과류나 바나나 1개를 먹으면 좋다.

## 🫀 혈압과 혈관을 위해 반드시 '이것'을 챙겨 먹자

올바른 식습관의 시작은 '나쁜 음식을 피하는 것'이지만 좋은 음식을 잘 챙겨 먹는 것도 중요하다. 많은 전문가가 혈압과 혈관 건강을 위한다면 반드시 챙겨 먹으라는 식품이 있다. 바로 올리브유와 견과류다.

올리브유는 오래 전부터 혈관과 혈액 건강에 좋다는 사실이 여러 연구 결과로 널리 알려져 왔다. 올리브유는 혈압을 낮추고 총 콜레스테롤 수치와 LDL 콜레스테롤 수치를 낮추면서, 동시에 좋은 콜레스테롤이라 불리는 'HDL<small>High Density Lipoprotein</small>(저밀도 지질단백질) 콜레스테롤*' 수치를 올리는 데 도움을 준다. 그래서 필자는 특히 고지혈증 같은 이상지질혈증 환자에게 올리브유를 꼭 한 숟가락씩 먹으라고 권하고 있다. 또한 산화 스트레스**를 줄이고 혈관 염증인자를 감소시키는 효과도 있다고 알려져 있다. 연구에 따르면 올리브유를 매일 10g씩 먹으면 심혈관질환으로 사망할 확률이 13% 감소한다고 한다.[8]

견과류 역시 심근경색이나 관상동맥질환을 감소시킨다는 연구 결과가 있다.[9] 그 외에도 통곡물, 저지방 요구르트, 신선한 생선 요리 역시 혈관을 건강하게 하고 혈압을 낮추는 데 도움이 된다. 이런 식단으로 식사를 할 때 4주 이내 혈압을 5~10mmHg 이상 낮추고 이는 혈압약 1알을 덜 먹게 해주는 효과가 있다.

---

* 고밀도 콜레스테롤이며, LDL 콜레스테롤과는 반대로 혈관벽에 쌓인 콜레스테롤을 간으로 운반해 동맥경화를 예방하는 역할을 한다. 그래서 좋은 콜레스테롤이라고 한다.
** 몸속에 활성산소가 많아져서 생체 산화 균형이 무너져 있는 상태를 말한다.

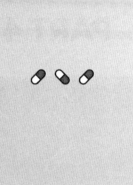

# PART 4

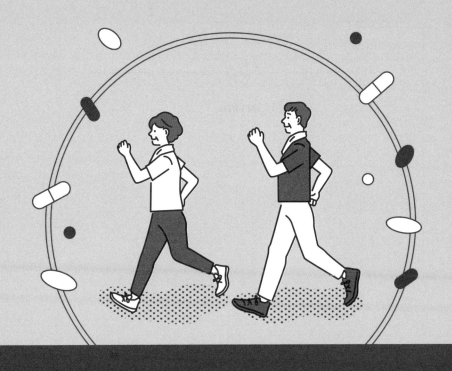

만성 피로 해결의
비밀을 가진 작은 샘, 부신

## INTRO

이제 막 50대에 들어섰던 어머님이 필자의 약국에 찾아오셔서 요즘 들어 피로감을 많이 느낀다며 고통을 호소하셨다. 잠을 자도 잘 잔 거 같지 않고, 아침에 일어나기가 너무 힘들다고 하셨다. 몸에 좋다는 음식도 챙겨 드시고 생전 처음으로 종합비타민제를 사 드셔도 보았지만, 효과는 일시적이었다. 매사가 귀찮게 느껴지셨고 체력적으로 한계를 느끼는 '무기력한 피로감'을 느끼셨다. 오랫동안 궂은일을 하시면서 두 딸을 대학교까지 보내실 만큼 체력이라면 나름 자신 있으셨는데, 이렇게까지 몸이 나빠질 줄 몰랐다고 하셨다.

어머님은 공기업의 콜센터 직원으로 일하고 계셨다. 매일 하루 9시간 동안 헤드폰을 끼고 100통이 넘는 전화를 받으셨다. 콜센터 직원은 업무 특성상 악성 민원, 성희롱, 욕설 등에 쉽게 노출되어 높은 스트레스를 받는다. 그래도 한창 자라는 두 딸과 가족을 위해 이 악물고 버티셨다.

그런데 요즘은 매사가 힘에 버겁다는 느낌이 드셨다. 그뿐만 아니라 낮에는 입맛이 없으시다가 저녁만 되면 갑자기 식욕이 증가해 폭식과 야식을 반복하셨고, 그 결과 살이 10kg이나 찌셨다. 예전 같으면 대수롭지 않게 넘어가는 일들에도 짜증과 화를 내시는 일이 많아졌다. 침대에 누워도 잠들기가 쉽지 않아 수면제도 복용하셨다. 밖에서 들려오는 자동차 경적, 개 짖는 소리에도 몸이 움찔움찔할 정도로 신경이 예민해진 상태이셨다.

💜 **환자** "간 영양제 먹어보려 하는데 괜찮을까요?"

● **약사** "간 영양제요? 왜요?"

♥ **환자** "그 TV에서 보니까 피곤하면 간 영양제를 먹으라 하더라고."

　　모 제약회사의 광고로 피곤하면 간 건강이 안 좋다는 생각에 간 영양제를 찾으셨지만, 높은 스트레스, 만성 피로, 피곤해도 자지 못하는 불면증 같은 어머님의 증상은 부신 건강이 안 좋은 '부신 피로증후군'이었다. 그래서 필자는 고민할 필요도 없이 부신을 살리는 영양소를 조합해 2개월 치 영양제를 권해드렸다.

● **약사** "자, 오늘부터 커피를 줄이세요. 대신 캐모마일이나 라벤더 차를 드세요. 야식은 드시지 마시고 차라리 점심 때 맛있는 걸 드세요. 자기 전에는 10분만 시간을 내서 가부좌를 틀고 명상하시면 좋아요."

　　필자가 권한 영양제와 조언을 받아들고 반신반의하며

돌아가신 어머니는, 1개월도 채 안 되어서 귤 1박스를 들고 필자를 찾아오셨다. 어머니는 예전의 호탕하던 모습이셨다.

- ♥ **환자** "내가 그렇게 피곤해도 못 잤는데, 약사님 덕분에 요즘에는 침대에 눕기만 하면 잠을 잘 자요. 역시 잠을 잘 자니까 몸도 마음도 개운해."

- ➕ **약사** "어머니께서 힘이 난다고 하시니 저도 기쁘네요. 그래도 제가 드린 영양제 꾸준히 잘 드셔야 해요. 또 무리하지 마시고요. 몸도 마음도 무리하면 안 되는 거 아시죠?"

# 스트레스로부터
# 우리 몸을 지켜주는 부신

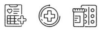

## 피곤은 정말
## 간 때문일까?

"간 때문이야~ 간 때문이야~ 피곤은 간 때문이야~"

유명 피로 회복제 광고 음악의 한 구절이다. 유명 연예인이 부르던 이 광고 음악 때문일까? 많은 사람이 '피곤하면 간 영양제를 먹어야 한다'를 상식으로 알고 있다. 실제로 시중에 판매 중인 많은 간 영양제가 피로 회복제로 판매되고 있다. 물론 간이 안 좋을 때 피로감을 느낄 수 있다. 급성 간염이나 간경화의 주요 증상이 바로 '극심한 피로감'이기 때문이다. 부끄럽지만 필자도 초보 약사 시절에 피로감을 호소하는 환자에게 무조건 간 영양제를 추천했었다.

하지만 영양학과 신체를 공부하기 시작하면서 그것이 최선의 선택이 아님을 깨달았다. 지금도 많은 환자가 약국에서 간 영양제를 사 먹거나 병원에서 처방받아 복용한다. 어떤 사람은 간 영양제를 먹고 피로감이 줄어든 거 같다고 말하지만, 대부분은 아무리 간 영양제를 먹어도 만성적인 피로가 사라지지 않는다고 말한다. 왜 그럴까? 예전에는 간 때문에 피로감을 느끼는 환자가 실제로 많았다. 간염에 걸린 환자도 많았고 영양 섭취 부족과 음주 과다, 체력적으로 무리한 활동으로 급성 간염에 걸리는 경우도 많았기 때문이다. 이렇게 간이 안 좋아져서 나타나는 '급성 피로'는, 1주일 정도 충분한 휴식을 취하고 치료를 받으면 빠르게 회복된다.

하지만 현대인들이 겪고 있는 피로는 과거와는 다르다. 현대인들이 겪는 피로감은 '급성 피로'가 아닌, 회복이 잘 안 되어서 피로감이 계속되는 '만성 피로'인 경우가 많다.

# 부신과 자율신경계가
# 원인이다

🖊 🖊 🖊

급성 피로와 달리 만성 피로는 6개월 이상 피로감이 지속된다. 오랫동안 피곤이 지속되고 잘 풀리지 않는 만성 피로의 원인은 간이 아닌 다른 부위에 있다. 바로 '부신'과 '자율신경계'다.

신체에서 가장 큰 장기인 간에 비해 크기가 작은 부신은, 그동안 상대적으로 많은 관심을 받지 못한 기관이었다. 그도 그럴 것이 간은 길이 15cm에 무게가 1.5kg에 달하지만, 부신의 길이는 2.5~5cm, 무게는 7g밖에 되지 않는 작은 장기다.

부신은 삼각형 모양으로 신장 위에 2개가 자리 잡고 있다. 이 작은 크기의 부신은 바깥 부분인 피질과 안쪽 부분인 수질로 나뉜다. 피질과 수질은 서로 다른 업무를 담당하고 있다.

부신보다 간의 크기가 큰 이유는 무엇일까? 인류 역사에서 생존을 위해서는 부신보다는 간의 역할이 중요했기 때문이다. 즉 간은 외부에서 섭취한 물질을 분해하고, 대사하며, 해독하는 역할을 담당했기에 생존 측면에서 부신보다 매우 중요한 기관이다.

하지만 현대 사회에서는 간보다 많은 일을 처리해야 하는 기관이 바로 부신이다. 부신의 역할을 한마디로 정의하면 '외부 환경에 적응하는 기관' 또는 '스트레스로부터 몸을 지켜주는 완충재'다. 현대인들은 많은 스트레스를 받는다. 과거보다 더 오래, 더 많이, 더 자주 스트레스에 노출된다. 대인 관계에서, 경제적인 문제에서, 불안한 미래에서, 교통 체증이 심한 거리에서, 직장 상사에게, 과한 업무에서 스트레스를 받는다. 우리가 스트레스를 받으면 부신은 '스트레스 호르몬'이라 불리는 여러 물질을 분비한다. 바로 부신수질에서 분비되는 신경 전달 물질이자 호르몬으로 신체의 흥분 반응을 일으키는 '아드레날린Adrenaline', 부신피질에서 분비되는 호르몬으로 혈압과 혈당을 높이고 스트레스에 대응하는 '코티졸'이다.

최근 '갑자기' 스트레스를 받았던 상황을 상상해보자. 직장 상사에게 혼이 났을 때? 운전하다 사고가 날 뻔했을 때? 다른 사람과 싸움이 날 뻔했을 때? 그 순간 부신수질은 아드레날린을 분비하고 아드레날린은 굉장히 빠르게 신체 변화를 일으킨다. 그 결과 우리 몸은 '투쟁-도피' 반응을 일으킨다. 온몸에 혈액이 돌며 혈압이 오르고 심장이 두근두근 뛰기 시작한다. 동공은 커지고 주먹 쥔 손과 팔근육에 힘이 들어가며 숨이 거칠어지기 시작한다. 신경은 날카로워지고 정신이 예민해진다. 이런 반응은 오랫동안 인류가 각종 위협 요인, 예를 들면 나를 잡아먹으려는 야생 동물이나 나를 죽이려는 적들에게서 도망치거나 맞서 싸우게 해서 생존에 도움을 주었다. 즉 우리 몸속에서 일어나는 자연스러운 반응이다. 이런 반응은 위협이 다가왔을 때 빠르게 작동해야 한다. 따라서 이런 자극을 받으면 뇌는 '교감신경'과 '부교감신경'이라는 자율신경계의 전기 신호로 빠르게 부신수질로 신호를 전달하고, 신호를 받은 부신수질은 아드레날린을 분비한다.

그러나 현대에 들어와서 우리는 나를 잡아먹는 곰이나 나를 죽이려는 적을 만나는 일이 거의 없어졌다. 대신 그 자리를 무례한 언어 폭력이나 경제적 압박, 미래에 대한 불안 등이 차지했다. 이들은 직접 목숨을 해하지는 않지만, 반복적으로 우리의 신경계를 자극한다. 결국 수없이 켜짐과 꺼짐을 반복하는 자율신경계가 고장이 나게 되는데 이를 '자율신경 실조증'이라고 한다. 이렇게 되면 작은 자극에도 교감신경이 흥분해 예민하게 되고, 휴식 시간에도 제대로 몸이 휴식 상태로 바뀌지 않게 된다.

# 장기간 스트레스를 받아서 생긴
# 부신 피로증후군

## 스트레스로부터 우리 몸을
## 보호해주는 코티졸

그렇다면 부신피질에서 분비되는 스트레스 호르몬인 코티졸은 어떤 역할을 할까? 아드레날린이 빠르게 스트레스에 반응하는 호르몬이라면, 코티졸은 느리지만 천천히 장기적으로 작용하는 스트레스 호르몬이다. 우리 뇌가 스트레스를 인식하면 뇌의 시상하부는 뇌하수체에 부신피질 자극호르몬 방출호르몬CRH(Corticotropin

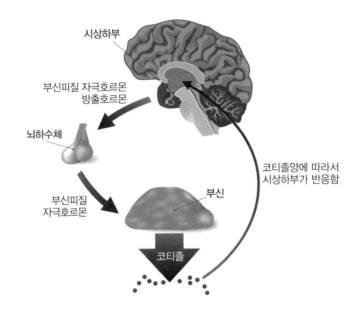

시상하부

부신피질 자극호르몬
방출호르몬

뇌하수체

코티졸양에 따라서
시상하부가 반응함

부신피질
자극호르몬

부신

코티졸

Releasing Hormone)으로 신호를 보내고, 뇌하수체는 부신피질을 자극하는 부신피질 자극호르몬ACTH(Adrenocorticotropic Hormone)으로 신호를 보낸다. 뇌를 타고 부신으로 내려간 호르몬은 부신피질이 코티졸을 분비하게 한다.

코티졸은 '신체가 만드는 천연 스테로이드'라고 불린다. 체내의 염증을 억제하기 때문이다. 또한 코티졸은 인슐린Insulin을 분비한다. 체내에 인슐린이 분비되면 근육세포 안으로 에너지원인 당이

● **코티졸 분비량**

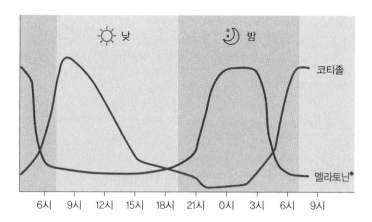

들어가기 때문에 스트레스 상황에서 힘을 낼 수 있게 도와준다. 또한 인슐린은 혈압을 상승시켜서 근육이 힘을 쓸 수 있도록 도와준다.

우리가 특별한 일을 하지 않아도 코티졸은 신체에서 특정한 사이클로 분비된다. 특히 아침에 급격하게 분비량이 증가한다. 왜냐하면 하루를 시작하기 위해 우리 몸에 일종의 엔진 시동을 걸기 때문이다. 우리가 아침에 일어나서 개운함을 느끼고 하루를 잘 시

---

✦ 멜라토닌Melatonin은 뇌의 송과샘에서 합성하고 분비되는 호르몬으로, 빛이 적거나 없는 환경에서 분비되어 수면 주기를 조절한다.

작하는 느낌을 받을 수 있는 것은 코티졸 덕분이다. 코티졸 분비량은 보통 오전 8시쯤에 최고점을 찍고 서서히 분비량이 줄어든다. 우리가 잠을 자는 밤에는 분비량이 최저치를 찍는다. 그래야 우리 몸이 휴식 상태로 들어가기 때문이다.

## 계속된 코티졸 분비로
## 고갈되는 부신

우리가 스트레스를 받으면 부신은 코티졸을 분비해 스트레스에 대응한다. 코티졸이 없다면 스트레스의 악영향을 맨몸으로 받아야 할 것이다. 다행히 부신이 푹신한 에어백처럼 스트레스로부터 우리 몸을 보호해준다. 시간이 지나면 부신은 원래 상태로 돌아온다. 그래서 어느 정도의 스트레스는 휴식을 취하면 해소될 수 있도록 몸은 설계되어 있다.

하지만 우리가 장기간 큰 스트레스를 지속해서 받는다면 어떻게 될까? 부신이라는 에어백은 회복할 시간 없이 끊임없이 작동하게 되면서, 회복이 느려지고 결국 망가지기 시작한다. 즉 코티졸을 무리하게 분비하던 부신은 결국 고갈되고 만다. 부신이 고갈되면 쉬어도 쉽게 회복되지 않는다. 이를 '부신 피로증후군'이라고 한다.

부신 피로증후군의 원인은 다양하다. 수면 부족과 운동 부족, 각종 정신적 스트레스, 음주, 흡연, 불규칙한 식습관이 영향을 끼친다. 특히 커피나 에너지 음료 같은 각성 성분의 음료가 현대인의 부신 피로증후군 주요 원인이 되고 있다. 각성 성분인 '카페인'이 부신을 쥐어짜서 코티졸을 끊임없이 분비하도록 혹사하기 때문이다.

## 부신이 고장 나면
## 같이 망가지는 자율신경계

✏ ✎ ✏

부신 피로증후군 환자는 대부분 '자율신경 실조증'도 함께 앓는다. 처음 부신 피로증후군 증상이 나타나면 단순한 피로감이라고 생각하고 방치하는 경우가 많다. 그러다가 자율신경계의 조화가 깨지고 장기적으로 부신의 피로가 누적되어서야 자신의 몸이 이

상함을 깨닫게 된다.

앞서 소개한 어머님 사례도 그런 경우다. 그간 두 딸을 위해 너무나도 열심히 일하셨고, 갖은 고생과 스트레스는 익숙해져 버렸다. 하루가 고되지 않으면 오히려 이상하다고 느낄 정도였다. 그러나 결국 어머님을 지탱해주던 부신과 자율신경계는 그 자리에서 털썩 주저앉아버렸다.

만성 피로를 치료하기 위해서는 어떻게 해야 할까? 오랜 스트레스와 피로감으로 푹 주저앉아버린 부신과 자율신경계를 다시 일으켜 세우는 영양제를 복용해야 한다. 이제부터 무너진 자율신경계의 균형을 되찾고 고갈된 부신 장독대를 가득 채워줄 수 있는 영양소를 알아보자.

# 부신 피로증후군이라면
# 챙겨야 할 영양소

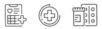

## 부신을 되살리는 영양소 ①
## – 비타민 B군

비타민은 우리 몸의 대표적인 '조효소'다. 조효소는 우리 몸속 기관과 효소들이 제대로 일을 하는 데 필요한 부품이라 할 수 있다. 특히 비타민 B군은 에너지원을 대사하고 힘을 내게 하는 데 반드시 필요한 영양소다. 그래서 시중의 많은 종합비타민제도 비타민 B군의 고함량을 장점으로 내세우며 판매하고 있다.

## 비타민 B5

비타민 B군에는 여러 종류의 비타민 B가 있으므로 그중에서 부신 피로증후군 치료에 도움이 되는 것을 선택해야 한다. 부신을 되살리는 영양소는 '판토텐산Pantothenic acid'이라 불리는 비타민 B5다. 비타민 B5는 부신이 스트레스 호르몬인 코티졸을 만들 때 필요한 재료다. 또한 신체의 근육이 움직이도록 신호를 주는 신호전달 물질인 '아세틸콜린Acetylcholine'을 만드는 재료가 되기도 한다. 만약 부신에 비타민 B5가 부족하게 되면, 부신의 크기는 작아지며 기능이 퇴화한다. 그만큼 부신 건강을 위해서는 비타민 B5를 기본적으로 보충해주어야 한다.

부신 기능을 정상화하기 위해서는 적어도 비타민 B5를 1일 500mg은 복용해주어야 한다.

## 비타민 B1, B2, B6

비타민 B1, B2, B6 역시 에너지를 만들어내는 데 필수적인 영양소다. 부신 피로증후군 환자는 기본적으로 신체의 대사 기능이 떨어진다. 그래서 식사를 해서 얻은 탄수화물과 지방을 활동에 필요한 에너지원으로 사용하지 못하고 신체에 지방으로 저장해 살이 잘 찌게 된다. 따라서 부신 피로증후군 환자라면 부신 기능을 정상화하는 것뿐만 아니라 지방과 탄수화물로 에너지를 만들 수 있도록 신진 대사를 활성화할 수 있도록 비타민 B1, B2, B6를 복용해야 한다.

비타민 B1, B2, B6는 서로 영향을 주는 영양소이므로 비타민 B1, B2, B6를 1:1:1의 비율로 맞추어 복용하는 게 중요하다. 1일 100mg 정도 복용해주는 게 가장 이상적이다.


# 부신을 되살리는 영양소 ②
# - 비타민 C

부신을 되살리는 데 반드시 필요한 또 다른 영양소는 바로 비타민 C다. 비타민 C가 몸에 좋다는 것은 많은 이가 알고 있는 건강 상식이다. 비타민 C는 대표적인 항산화제로 신체가 노화되지 않도록 활성산소로부터 몸을 보호한다. 그뿐만 아니라 면역세포 생성에도 관여하고 콜라겐 생성도 도와, 피부에도 좋은 영양소라고 알려져 있다. 가격도 저렴해 오랫동안 피로 회복제로도 주목을 받아왔다.

그렇다면 우리 몸에서 비타민 C가 가장 많은 부위는 어디일까? 정답은 부신이다. 왜냐하면 부신은 비타민 C를 많이 사용하는 기관이기 때문이다. 비타민 C는 부신이 신체를 조절하는 호르몬을 만들 때 가장 중요한 영양소다. 그래서 우리가 스트레스를 받으면 부신 속에 들어 있는 비타민 C는 빠르게 소모된다.

비타민 C의 일일권장량은 100mg으로 알려져 있다. 하지만 부신 피로증후군 환자에게는 턱없이 부족한 양이다. 부신 피로증후군 환자라면 적어도 1일 500mg 정도의 비타민 C는 섭취해주는 것이 바람직하다.

## 부신을 되살리는 영양소 ③
## - 비타민 E

✐ ✐ ✐

부신 기능을 정상화하는 데 또 다른 중요한 영양소는 바로 비타민 E로, 우리에게는 토코페롤Tocopherol, 토코트리에놀Tocotrienol로 잘 알려져 있다. 비타민 E는 기름 성분의 비타민이다. 신체에 반드시 필요한 영양소이지만 체내에서 직접 생산은 안 되기 때문에 외부에서 섭취해야 하는 영양소다.

비타민 E 역시 신체에서 부신이 제일 많은 양을 보관하고 있다. 그만큼 비타민 E는 부신에서 많은 역할을 한다. 비타민 E의 주요 기능은 활성산소로부터 부신세포와 세포막을 보호하는 기능이다. 앞에서 스트레스를 받아 부신이 활동하면 에너지와 산소를 소모하면서 활성산소라는 물질이 만들어진다고 말했다. 부신 피로 증후군 환자는 특히 비타민 E가 고갈되어 부신의 세포막이 활성산소 때문에 많이 손상되어 있다. 그렇기 때문에 비타민 E를 보충하고 활성산소를 중화시켜서 세포와 기관을 보호해야 한다.

또한 비타민 E는 항염 효과가 있으므로 부신의 염증을 줄여서 부신 기능을 정상화한다. 아울러 코티졸과 아드레날린 호르몬을 생성하는 역할도 하기 때문에 비타민 E는 부신 건강에 중요한 영양소다.

비타민 E는 아몬드, 해바라기씨 같은 견과류나 식물성 기름을 충분히 섭취해서 보충하는 게 좋지만, 여의치 않다면 영양제를 복용해도 좋다. 적어도 1일 500mg 정도는 먹어야 효과를 볼 수 있다.

# 자율신경계의 균형을 맞추어주는
# 미네랄

👁 👁 👁

신경계를 통하는 전기 신호는 마치 우리 가정에서 사용하는 전기 만큼이나 빠른 속도로 신체를 타고 흐른다. 신경을 타고 흐르는 전류를 '활동 전위'라고 부른다. 뇌에서 몸을 움직이기 위해 근육에 주는 전기 신호, 스트레스를 받았을 때 혈압을 높이거나 부신에 스트레스 호르몬을 만들라고 뇌가 주는 신호 역시 활동 전위다. 활동 전위의 전압은 $-100mV$에서 $+50mV$로 실제 전기제품에 사용하는 $220V$ 전압과 비교하면 아주 작은 전기 신호이지만, 이 작은 전압이 우리 몸에 신호를 전달하는 중요한 통신병 역할을 한다.

그렇다면 우리 몸은 어떻게 이런 전압을 만들 수 있는 걸까? 바로 나트륨Natrium, 칼륨, 마그네슘이라 불리는 미네랄 덕분이다. 우리 몸 신경계의 안쪽과 바깥쪽은 서로 다른 농도의 미네랄을 가지고 있다. 바깥쪽에 있는 나트륨이 신경계 안쪽으로 들어오면 순간적으로 전압이 높아지면서 활동 전위가 생성된다. 그런데 신경계의 전압을 만드는 미네랄계의 균형이 깨진다면, 즉 자율신경계를 구성하는 교감신경과 부교감신경의 균형이 깨진 상태라면 이를 '자율신경 실조증'이라고 한다.

미네랄계 불균형은 현대인들의 고질적인 문제 중 하나다. 특히 땀을 많이 흘리거나 커피나 차를 많이 마시고 고혈압, 당뇨병, 고지혈증으로 장기적으로 약을 복용하고 있다면, 체내에서 미네랄이 많이 빠져나가기 때문에 반드시 칼슘과 마그네슘 복합제를 복용하는 것이 좋다[*]. 복용량은 식사로 먹는 양을 제외하고 1일 최소 200mg 정도 권한다.

---

[*] 칼슘과 마그네슘 복합제의 자세한 복용 방법은 파트 2의 64~66p에 자세하게 설명했다.

# 지친 부신을 달래는
# 생활습관과 식습관


### 🫀➕ 당신의 부신 건강 점수는?

스트레스 방어 기관인 부신은 '평소 얼마나 스트레스를 받느냐?'에
따라 많은 영향을 받는다. 만약 아래 10가지 증상 중 3가지 이상
해당된다면 부신 피로증후군, 자율신경 실조증일 가능성이 높다.


1. 커피나 에너지 음료를 습관적으로 마시고, 마시지 않으면 몸이 피
   곤하다.
2. 누워 있다가 갑자기 일어나면 머리가 띵한 기립성 저혈압 증상이
   나타난다.

3. 체중이 증가하고 쉽게 빠지지 않는다.

4. 매사에 무기력하고, 힘이 없다.

5. 잠을 자려고 누워도 잠이 잘 안 오고, 잠을 자도 개운하지 않다.

6. 아침에 일어나기가 어렵다.

7. 오전 9시~11시, 오후 3시~5시만 되면 특히 졸리고 피곤하다.

8. 생리 전 증후군, 생리통이 심하다.

9. 독감이나 감기 같은 호흡기질환에 잘 걸린다.

10. 단 음식을 먹으면 잠깐 힘이 나지만 금세 다시 피곤해진다.

부신 회복을 위해서는 영양제 복용뿐만 아니라 생활습관 교정도 반드시 필요하다. 그렇다면 부신 피로증후군, 자율신경 실조증 환자들이 반드시 실천해야 하는 생활습관은 무엇이 있을까?

### 💝 양질의 수면을 취하자

무조건 잠을 많이 잔다고 해서 부신 피로증후군과 자율신경 실조증이 나아지지는 않는다. 오히려 너무 잠을 오래 자면 무기력함과 피로감을 더 느끼기도 한다. 양질의 수면에는 두 가지 조건이 있다. 첫째, 충분한 수면 시간을 확보해야 한다. 부신이 고갈되고 신경이 예민한 상태라면 하루 최소 7시간 이상은 자야 한다. 둘째, 일정한 수면 패턴을 가져야 한다. 불규칙한 생활습관은 부신과 자율신경계에 부담을 준다. 우리 신체는 수면 패턴에 따라 코티졸의 분비량이 달라지고 신체의 반응도 다르게 나타난다. 따라서 일정한 시간에 잠자리에 들고 깨어나는 습관을 들여야 우리 몸이 회복할 역량을 가질 수 있다.

## 💗➕ 명상과 심호흡을 하자

필자도 한때 부신 피로증후군과 자율신경 실조증으로 만성 피로에 시달린 적이 있다. 그때 만성 피로 회복에 큰 효과를 본 방법 중 하나가 바로 '명상'이다. 실제로 명상은 스트레스를 줄여주고 체내 코티졸 수치를 줄여준다고 알려져 있다.

명상이라 하면 전문적으로 배워야 한다 생각하지만, 전혀 어렵지 않다. 필자도 유튜브에서 명상 영상을 찾아 매일 아침과 자기 전에 명상하고 있다. 허리를 펴고 가부좌를 튼 자세를 한 뒤 천천히 숨을 들이쉬고 내쉬면서 호흡에 집중한다. 그렇게 10분 정도만 아침저녁으로 해주어도 부신 피로증후군과 자율신경 실조증 치료에 큰 도움을 받을 수 있다.

## 🫀 균형 잡힌 식단을 챙기자

가공식품과 정제 과당, 설탕은 부신 건강에 독과 같다. 이것들을 먹으면 혈당이 갑작스럽게 올라갔다가 내려가는 '혈당 스파이크 현상'이 일어나고, 부신에서는 코티졸을 더 분비하게 된다. 그래서 설탕과 정제 과당을 자주 먹게 되면 혈당 스파이크가 자주 일어나, 부신이 쉽게 고갈되고 코티졸 생산 능력이 떨어지게 된다.

그러므로 비타민 C가 풍부한 레몬이나 귤 같은 과일을 먹거나, 비타민 E와 마그네슘이 풍부한 견과류, 달걀, 녹색 채소를 자주 먹는 것도 도움이 된다.

## 🫀 카페인을 피하자

현대인 중 부신 피로증후군과 자율신경 실조증 환자가 많은 이유 중 하나는 바로 '과도한 카페인 섭취' 때문이다. 커피 같은 카페인 음료는 각성 작용으로 수면의 질을 안 좋게 할 뿐만 아니라, 이뇨 작용으로 신경계에 필요한 미네랄을 몸에서 배출해서 미네랄 불균형을 일으킨다. 따라서 부신 피로 증후군과 자율신경 실조증을 앓고 있다면 커피 대신 허브차나 과일차를 권한다. 꼭 커피를 마셔야겠다면 하루 두 잔 정도로 양을 제한하고, 오후 3시 이후에는 마시지 않는 게 좋다.

# PART 5

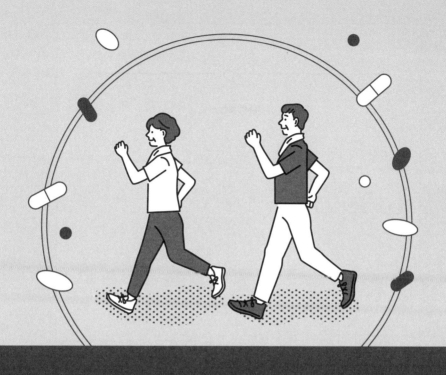

# 내 몸의 체온 조절계,
# 갑상선

## INTRO

갑상선 기능저하증을 진단받고 처방약을 구매하러 종종
필자의 약국에 오시던 어머님께서, 어느 날 복용량이 늘
어난 처방전을 받아오셨다.

➕ **약사** "오늘은 용량이 더 늘었네요. 어쩌나?"
💗 **환자** "오늘 병원에서 검사했는데 갑상선 수치가 안 좋아
　　　서 용량을 더 올려주신다 했어요. 일찍 검사 좀 받을
　　　걸. 나는 그냥 나이 들어서 그런가 보다 했지."

➕ **약사** "실제로 갱년기나 노화로 착각하시고 검사를 미루시다가 너무 늦게 알게 된 분이 많아요. 그래도 어머님은 일찍 발견하신 편이죠. 몸은 좀 어떠세요?"

❤️ **환자** "말도 마. 한여름에도 손발이 차서 이불 덮고 잔다니까. 피부도 푸석푸석해지는 거 같고. 남편이 손을 잡을 때마다 얼음장이라고 깜짝깜짝 놀라요. 약사님, 약 말고 괜찮은 영양제 있어요? 이러다 나 죽겠어."

➕ **약사** "그럼 어머님, 제가 먼저 갑상선 기능저하증을 설명해 드리고 어머님께 맞는 영양제 몇 가지 추천해 드릴게요. 잘 드시면 확실히 손발이 차고 피곤한 거는 괜찮아지실 거예요. 갑상선약도 이제는 안 먹을 수 있게 도와드릴게요."


필자는 어머니께 저하된 갑상선 기능을 활성화할 수 있는 영양제 3종을 권해드렸다. 평소 곰보빵에 커피 한 잔 드시는 걸 즐기셨지만, 앞으로는 빵 대신에 아몬드나 땅콩 같은 견과류나 과일을, 커피 대신에 차를 대신 드시라고 말씀드렸다. 3개월 정도 지나자 어머님의 갑상선 수치는 정상으로 돌아왔다. 의사도 검사 결과를 보고 사뭇 놀라는 눈치였다고 한다. 신체가 에너지를 제대로 만들어 내기 시작하니 피로감도 덜 느끼시고 손발이 차가운 증상도 많이 나아지셨다. 몸이 괜찮아지시자 어머님은 삶의 태도도 많이 바뀌었다고 하셨다.

💜 **환자** "예전에는 집에서 가만히 누워서 간식 먹으면서 텔레비전을 보는 것밖에 못했거든요. 그런데 요즘은 제 취미가 등산이에요. 전국에 있는 산을 올라가면서 예쁜 나무랑 꽃들 구경하며 다닐 줄은 정말 상상도 못했는데, 약사님 감사합니다."

# 목에 있는 신체의 보일러, 갑상선

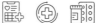

'신체의 보일러'라고 불리는 갑상선은 목 앞쪽을 감싸듯이 자리 잡고 있다. 옷과 목이 만나는 지점에서 목 앞쪽 부분을 손으로 만졌을 때 만져지는 부분이며, 양쪽이 날개 같이 생겨서 흡사 나비를 닮았다. 무게는 17g 정도로 작다. 갑상선을 잘라 보면 안쪽에는 작은 주머니들이 가득하다. 이를 '소포'라고 부른다. 이 소포에서는 체온 조절과 대사에 필수인 '갑상선 호르몬'이 생성된다.

갑상선 호르몬은 다른 호르몬보다도 특히 신체에 큰 영향을 끼친다. 보통 호르몬이 영향을 끼치는 기관은 정해져 있다. 하지만 갑상선 호르몬은 신체의 모든 기관과 세포에 영향을 끼친다.

그렇다면 갑상선 호르몬은 어떻게 신체 보일러 갑상선을 작동할까? 회사에 사장, 부장, 과장, 대리, 말단사원 직급이 있어 상급자가 부하직원에게 업무 지시를 하듯이, 신체 체온 조절도 수직 단계로 진행된다. 먼저 몸의 온도를 느끼는 시상하부에서 몸의 열을 올릴지, 내릴지 판단한다. 그리고 아래쪽 뇌하수체 전엽에 갑상선 자극호르몬 방출호르몬TRH(Thyrotropin Releasing Hormone)으로 신호를 보낸다. 시상하부에서 체온을 올릴지 내릴지 판단해서 뇌하수체에 신호를 보내면 뇌하수체는 신체의 갑상선에 '갑상선 자극호르몬TSH(Thyroid Stimulating Hormone)'으로 신호를 보낸다. 하도급에 하도급을 내리는 구조인 셈이다.

갑상선 호르몬에는 '트리요오드티로닌Triiodothyronine'과 '티록신Thyroxine'이 있다. 보통은 트리요오드티로닌은 T3, 티록신은 T4로 표시한다. 여기서 3과 4는 호르몬에 붙어 있는 '요오드Iodine' 원소의 개수를 말한다. 갑상선에 분비되는 호르몬의 15%는 T3 형태로, 85%는 T4 형태로 분비된다. T3는 T4보다 활성도가 4~5배 정도 높다. 그래서 T3는 '활성형', T4는 '비활성형'이라고 부른다. T4는 간과 장으로 이동해서야 T3로 변환되어 제 역할을 하게 된다.

체온 조절 과정이 이렇게 복잡하고, 갑상선 호르몬도 두 가지나 되는 이유는 무엇일까? 그 이유는 체온이 그만큼 건강에 중요한

## 💗 갑상선 호르몬의 종류

|  | T3 | T4 |
|---|---|---|
| 이름 | 트리요오드티로닌 | 티록신 |
| 요오드 개수 | 3개 | 4개 |
| 비중 | 15% | 85% |
| 활성도 | 4~5 | 1 |
| 형태 | 활성형 | 비활성형 |
| 정상 농도 | 75~195ng/dℓ | 4.6~11.2mcg/dℓ |
| 생성 과정 | 간, 신장에서 T4가 T3로 변화 | 갑상선에서 생성 |

역할을 하기 때문이다. 체온이 1.5도만 떨어져도 저체온증이 시작되어 몸이 떨리고 혈압과 맥박이 증가하며 혈관이 수축한다. 체온이 4도 정도 올라가면 영구적인 장기 손상이 시작된다. 따라서 작은 신호에도 체온이 큰 폭으로 빠르게 변하지 않도록 여러 안전장치를 설치한 셈이다. 중요한 사안일수록 여러 사람에게 결재를 받는 것과 같다. 신체의 체온은 우리 생각보다 훨씬 더 안전하고 세심하게 작동된다.

이 덕분에 가능한 것이 '음성 피드백'이다. 이는 부하직원이 상급자에게 보고하는 것과 같다. 예를 들어 체온이 높아지거나 T3, T4의 양이 많아지면 갑상선은 뇌하수체와 시상하부에 직접 신호를 보낸다. 그러면 시상하부와 뇌하수체는 '갑상선 자극호르몬' 분비를 줄이게 되면서 정상 체온을 일정하게 유지한다.

그러나 이런 복잡한 일련의 과정에 문제가 생긴다면 어떻게 될까? 예를 들어 갑상선의 기능이 너무 과하거나 반대로 기능이 너무 낮다면 우리 몸에 어떤 문제가 발생할까? 지금부터 갑상선 자극호르몬 분비 과정에 문제가 생길 때 우리 몸에 어떤 문제가 발생하는지 알아보자.

# 그냥 나이 든 줄 알았는데
# 갑상선 기능저하증이라고요?

인트로에서 소개한 사례의 어머님도 얼마 전부터 손발이 차가워지고 피로감을 많이 느끼셨다. 전체적으로 에너지가 부족해 항상 피곤하셨고, 피부도 수분을 잃어 푸석하셨다. 노화 현상인줄 알고 방치하시다가 우연히 병원에서 건강 검진을 받으셨는데, 전혀 예상치 못한 '갑상선 기능저하증'을 진단받으신 것이다.

갑상선 기능저하증은 세균 감염이나 바이러스 감염 때문에 급성으로 생기기도 한다. 그래서 감기에 걸렸을 때 바이러스 감염으로 갑상선 기능저하증이 생기면 단순 목감기로 착각하기도 한다. 급성으로 생긴 갑상선 기능저하증은 1개월 정도 치료하면 낫는다. 하지만 대부분의 갑상선 기능저하증 환자는 오랫동안 증상이 지속된 만성 질환 환자다.

# 갑상선
# 기능저하증이란?

갑상선 기능저하증 환자들은 말 그대로 갑상선 기능이 저하되어 갑상선 호르몬인 T3, T4가 줄어들어 있다. 갑상선 기능저하증은 여러 지표 중 Free T4(유리 티록신)$^{\bullet}$와 갑상선 자극호르몬 수치로 판단할 수 있다. Free T4 수치가 $0.7ng/d\ell$ 이하 또는 갑상선 자극호르몬의 수치가 $10m\ell U/\ell$ 이상일 때 갑상선 기능저하증이라 판단한다. 즉 갑상선 호르몬인 T4가 갑상선에서 적게 생산되서 뇌하수체가 갑상선에 T3, T4를 더 만들라고 자꾸 주문을 내리게 되니, 그 결과 갑상선 자극호르몬 수치는 높게 나타난다.

---

◆ 갑상선 호르몬 중 하나인 T4 중 유리형으로 되어 있는 것을 말한다. 원래는 T4 대부분 티록신 결합 단백과 결합해서 존재한다.

그러나 이러한 수치가 나왔을 때는 이미 갑상선 기능저하증 말기라고 볼 수 있다. 이미 병이 많이 진행되어서 치료를 시작해도 완치가 힘들다. 이때 레보티록신Levothyroxine을 사용하는데, 이는 치료에 많이 사용되는 '씬지로이드Synthyroid' '씬지록신Synthyroxine'이라는 이름의 약 성분이다. 오랫동안 사용되었고 가격도 저렴해서, 한 번에 2~3개월 치를 처방받는 경우가 많다. 약 크기도 아주 작고 0.025mg부터 0.2mg까지 다양한 용량이 있어서, 처방약을 조제하는 약사 입장에서는 실수하지 않게 신경을 많이 쓸 수밖에 없는 약 중 하나다.

오랫동안 사용된 약이지만 사실 갑상선 기능저하증 치료에는 예후가 좋지 않다. 레보티록신은 '합성 T4'로 갑상선 기능저하증을 당장은 막아주겠으나, 갑상선 기능 자체를 정상화해주지는 못하기 때문이다. 그래서 환자들 사이에서는 '갑상선 기능저하증 환자는 죽을 때까지 갑상선약을 먹어야 한다'라는 이야기를 하기도 한다.

일단 갑상선 기능저하증을 진단받았다면, 증상을 늦추는 약을 복용하면서 동시에 갑상선 기능을 정상화해주는 영양 요법을 병행하는 게 좋다. 갑상선 기능저하증이 생기면 혈중 지질 수치 상승으로 동맥경화나 뇌경색 등 심각한 질환으로 이어지기 때문이다.

하지만 치료보다 좋은 것은 예방이다. 모든 병은 초기에 빨리 발견하고 치료를 시작하는 게 가장 좋다. 그래서 영양학에서는 갑상선 기능저하증의 초기 단계인 '무증상 갑상선 기능저하증'일 때부터 영양 요법으로 치료를 권한다. Free T4 수치는 정상이나 갑상선 자극호르몬 수치가 5mℓU/ℓ 이상일 때가 무증상 갑상선 기능저하증 단계이고, 이때 빨리 영양 요법을 시작하면 치료 효과도 훨씬 좋고 건강한 갑상선을 유지할 수 있다.

## 갑상선 기능저하증의
## 증상

𝄜 𝄜 𝄜

갑상선 기능저하증은 갑상선에 생기는 가장 대표적인 질병이다. 체온이 감소하고 대사 기능이 떨어진다. 특히 심장과 멀리 떨어진 손발이 많이 차가워진다. 눈썹 가장자리부터 눈썹이 빠지기 시작한나면 갑상선 기능저하증을 더욱 의심해보아야 한다. 추위에 몸이 민감해져서 한여름에도 한기를 느끼기도 한다. 또 신진대사가 떨어지다 보니 머릿결이 거칠어지고 피부는 건조해져서 각질이 많이 생기고 생기가 없어진다. 여성은 신진 대사가 불균형해져서 생리 주기가 불규칙해지기도 한다. 체지방을 분해해서 에너지를 만드는 과정이 원활하지 못해서 체중이 증가하며, 소화 기계의 운동도 원활하지 못해서 변비가 잘 생긴다. 그뿐만 아니라 손발톱이 쉽게 부러지기도 한다.

갑상선 기능저하증은 남성보다 여성에게 더 잘 나타난다. 안타깝게도 갑상선 기능저하증은 갑상선질환인지 모르고 방치하다가 늦게 치료를 시작하는 경우가 많다. 다른 자가면역질환과 달리 질병이 5~10년간 아주 천천히 진행되기 때문에 환자의 인지가 늦고, 의례 '나이가 들면 다 그렇지'라며 노화의 한 과정으로 여기고 방치하는 경우가 많기 때문이다. 무기력하고 기억력이 떨어지는 증상도 있어서 치매 검사를 받다가 우연히 발견하는 경우도 많다.

'만성 갑상선 기능저하증'은 '만성 갑상선염' 혹은 발견한 하시모토 하카루Hakaru Hashimoto 이름을 따서 '하시모토 갑상선염'이라 부르기도 한다. 만성 갑상선염은 세균, 바이러스 감염으로 발생하는 질병이 아니다. 류머티즘Rheumatoid 관절염, 루푸스Lupus같이 자가면역의 불균형으로 생긴 '자가면역질환'의 하나다. 우리 몸의 면역세포가 자기 몸의 세포와 외부 물질을 구분하지 못하는 면역 불균형 상태에서 스스로 갑상선세포를 공격해서 생기는 질병이다. 그러나 자가면역질환은 불치병이 아니다. 발병 기전과 원인을 잘 파악하면 완치할 수 있는 질병이다.

# 갑상선 기능저하증이라면
# 챙겨야 할 영양소

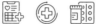

## 방사성 물질과 독소 물질에서
## 갑상선을 지켜주는 요오드

요오드는 방사능 피폭으로부터 방호 효과가 있다고 알려져 있다. 1986년 4월 26일, 우크라이나 체르노빌 원전 사고를 다룬 미국 드라마 〈체르노빌CHERNOBYL〉에 이런 장면이 나온다. 원전 폭발을 발견한 여주인공이 시장을 만나러 갈 때 같은 사무실에 있던 여비서에게 요오드 칼륨Potassium iodide 알약을 주면서 하루에 1알씩 먹으라고 한다. 이웃 나라 일본에서도 2011년 3월 후쿠시마 원전 사고 발생 시 일본 정부에서 주변 피난 센터에 요오드 칼륨 알약 23만 개를 배포한 적이 있다.

왜 방사능 사고에 요오드가 쓰이는 걸까? 원전 사고에서 유출되는 방사성 물질 중 하나가 바로 방사성 요오드이기 때문이다. 우리가 방사성 요오드에 노출되면 80%는 갑상선에 저장된다. 저장된 방사성 요오드는 갑상선에서 끊임없이 해로운 방사능을 내뿜고 고형암, 백혈병 발병 위험을 높인다. 실제 체르노빌 원전 사고 발생 이후 아동 및 청소년의 갑상선암 발병 건수가 6,000건 이상 보고되었다. 그런데 요오드를 복용하면 나쁜 방사성 요오드가 갑상선에 자리 잡는 것을 막아준다. 갑상선을 버스라고 생각해보자. 해로운 방사선 요오드가 버스에 타니 이미 좌석에는 무해한 요오드가 자리를 잡고 앉아 있다. 그러면 방사성 요오드는 버스에 타지 못하고 배출되게 된다. 그래서 만약 원전 사고로 방사성 요오드에 노출되면 성인은 요오드 칼륨 130mg을 알약으로 먹게 된다.

요오드는 이처럼 갑상선을 방사성 물질과 외부 독소 물질로부터 보호하는 역할을 한다. 요오드는 김 같은 해조류에 많다고 알려져 있다. 여담으로 후쿠시마 원전 사고 때 방사성 물질의 유출을 우려한 일본인들이, 한국에서 김을 엄청나게 수입하기도 했다.

# 요오드의
# 특징

◊ ◊ ◊

요오드는 반드시 갑상선에만 있는 성분은 아니다. 갑상선에도 있지만 주로 신체의 분비샘에 많이 있다. 분비샘이란 호르몬이나 소화 효소, 여러 물질 등을 분비하는 기관으로, 대표적으로 갑상선, 췌장분비샘, 위산분비샘, 부신, 침샘, 전립선, 코와 입, 부비동에 많다. 왜냐하면 호르몬이나 물질 생성과 분비에 요오드가 필요하기 때문이다.

요오드는 조금 특이한 성질을 가지고 있다. 대부분의 원소는 다른 원소에 전자를 주는 성질이나, 반대로 다른 원소에게서 전자를 빼앗아오는 성질 중 한 가지만 강하다. 그러나 요오드는 전자를 주고받는 작용 모두를 잘한다. 그래서 요오드를 '화학 작용의 귀재'라고 부른다. 신체 내 여러 화학 작용을 도와주는 촉매 역할을 하며, 이는 세포를 산화 반응이나 중금속으로부터 보호해주는 특징을 가지게 한다. 바닷속의 해조류와 미역이 자외선과 바닷물의 중금속으로부터 죽지 않고 살아남을 수 있는 이유도 요오드의 보호 작용 때문이다.

# 요오드의 적절한 복용이
## 중요하다

✑ ✎ ✑

이렇듯 갑상선질환은 '요오드 부족'과 깊은 관계가 있다. 실제 갑상선종양의 90% 이상이 요오드 결핍에서 비롯된다. 특히 갑상선 호르몬인 T3, T4는 요오드가 반드시 있어야 하므로 갑상선 기능 저하증 환자에게 영양 요법으로 가장 먼저 처방하는 영양소다.

주류 의학에서는 요오드 복용을 반대하는 주장이 있다. 갑상선 기능저하증은 그렇다 쳐도 갑상선 기능항진증 환자가 요오드를 과량 복용하면 체내에서 갑상선 호르몬을 너무 많이 만들어 갑상선 기능항진증을 악화시킬 수도 있다고 주장한다. 그러나 이는 요오드의 신체 흡수 과정을 너무 단편적으로 생각해 나온 오해다. 한편으로는 영양제로 먹는 요오드의 양이 너무 많다고 주장하는 학자도 많다. 실제로 세계 보건기구가 제시하는 요오드 일일권장량은 1일 0.15mg으로, 매우 적은 양을 제시한다. 요오드의 효능과 효과가 알려졌으나 이를 적극적으로 수용하지 않고 지극히 보수적인 과거 기준을 고수하고 있기 때문이다.

실제로 한국인은 평균적으로 하루 3mg의 요오드를 음식으로 먹고 있다. 해조류를 많이 먹는 일본인은 최대 12mg까지 요오드를 복용하고 있고, 미국인조차 0.3mg의 요오드를 음식으로 복용하고 있으므로 0.15mg은 터무니없이 낮은 수치임을 알 수 있다. 영양학에서는 하루 동안 갑상선을 포함해서 유방, 전립선, 분비샘에 필요한 요오드양을 14mg 정도로 보고 있다. 이를 충족하려면 해조류를 적어도 380g 정도 매일 먹어야 하는데 쉽지 않다. 요즘에는 바닷물의 중금속 문제나 일본 후쿠시마 원전 오염수 방류 등의 문제로 해조류를 많이 먹으라 권하기도 조심스럽다. 그래서 음식으로 채우기보다 간편한 요오드 영양제를 권한다.

요오드는 현대인들이 많이 간과하는 영양소이지만 적절하게 쓰이면 확실히 드라마틱한 효과가 나타나는 영양소 중 하나다. 실제로 갑상선 기능저하증 환자들 중에서 요오드를 복용하고 효과가 좋아지는 경우가 많았다. 필자 역시 갑상선 기능저하증 환자들에게 영양제로 1일 7mg의 요오드 복용을 권한다. 특별히 갑상선에 문제가 없다면 식사로 섭취하는 양으로도 충분하니, 따로 영양제를 복용하지 않아도 된다.


과거에는 요오드에 관한 정보와 관련 연구가 부족해서 '요오드 너무 많이 먹으면 갑상선에 해가 된다'고 생각했기 때문에, 요오드 영양제가 많지도 않았고 잘 권하지도 않았다. 물론 지금도 주류 의학에서 요오드 복용을 반대하는 의견이 있다. 하지만 전 세계적으로 요오드에 대한 긍정적인 연구 결과가 공개되면서 인식이 바뀌고 있다. 의학계에서는 요오드가 신체에 비교적 안전한 미네랄이며 식사로 섭취하는 양이 부족하다면 영양제로 보충해야 한다는 주장이 제기되고 있다.

요오드를 보면 새삼 영양제 분야의 연구가 많이 진행되고 있다는 생각이 든다. 예전에는 많이 먹으면 안 된다고 손사래를 치던 성분이었는데 지금은 오히려 갑상선 기능저하증 환자들의 증상을 개선하는 효자 성분이 되었기 때문이다. '아는 것이 건강이다'라는 말은 이럴 때 쓰는 게 아닌가 싶다.

# 갑상선 기능저하증이라면
# 피해야 할 것

## 할로겐은 우리 주변에서
## 공격한다

갑상선 치료로 요오드를 복용하는 환자들이 조심해야 하는 원소들이 있다. 바로 '할로겐Halogen 독소'다. 할로겐은 요오드와 비슷한 화학적 성질을 가진 '요오드의 친척' 정도 된다. 대표적으로 불소, 염소, 브롬Brom이 있다.

불소는 수돗물 소독제와 치약의 항균제 성분으로 많이 사용된다. 염소는 방부제나 수영장 청소 소독제, 플라스틱, 섬유, 의약품, 살충제, 수돗물 소독제에 쓰인다. 브롬은 빵 속 밀가루 표백제와 빵을 구울 때 더욱 쫄깃쫄깃하게 만드는 반죽 강화제로 쓰이며 천식약이나 항우울제, 농약 등에도 사용된다.

이 성분들은 소량만 사용되기 때문에 신체에 곧바로 독성 성분으로 작용해 부작용을 일으키지는 않지만, 요오드와 화학적 성질이 비슷해서 신체로 흡수되면 요오드 대신에 갑상선에 자리 잡는다. 그러면 아무리 요오드를 복용해도 요오드가 갑상선에 흡수되지 않는다.

이렇게 할로겐 독소가 갑상선에 자리 잡으면 우리 몸의 면역세포는 '요오드는 아니지만 갑상선에 저장된 무언가'를 유해 물질로 인식하고 공격하기 시작한다. 그 과정에서 갑상선의 소포가 파괴되기 시작하고 갑상선 호르몬 생성이 줄어드는 갑상선 기능저하증이 생긴다. 갑상선 기능저하증을 자가면역질환이라 부르는 이유가 바로 이 때문이다. 그래서 갑상선 기능저하증 치료를 위해 요오드를 복용하는 중에는 반드시 우리 주변에 있는 할로겐 독소를 조심해야 한나.

# 갑상선 기능저하증이라면
# 이 음식은 피하자

◊ ◊ ◊

수돗물 속의 염소나 치약 속 불소는 양도 적고 신체에 큰 영향을 주지 않으나, 밀가루 속 브롬은 조심해야 한다. 필자가 갑상선 기능저하증 환자들과 상담하면 환자 대부분이 빵을 좋아하고 자주 먹었다. 요즘처럼 빵을 즐겨 먹는 한국인들은 나중에 갑상선 기능저하증에 걸릴 확률이 높으니, 주의해야 한다.

간식으로 빵 같은 음식을 먹는 습관은 좋지 않지만 식습관을 바로 바꾸기 어렵다. 그래서 간식으로 빵 대신 사과나 바나나, 삶은 달걀을 추천한다. 이 안에는 L-티로신L-Tyrosine이라는 아미노산이 풍부하다. L-티로신은 갑상선 호르몬을 만드는 데 필요한 재료다. L-티로신에 요오드가 달라붙어 갑상선 호르몬인 T3, T4가 만들어진다. 실제로 낮은 용량의 티로신은 갑상선 기능저하증 개선에 도움이 될 수 있으니, 갑상선 기능저하증이라면 빵 대신 건강한 간식을 먹도록 하자.

갑상선 기능저하증이라면 또 하나 피해야 할 음식이 있다. 바로 청경채, 브로콜리, 양배추, 무, 냉이 같은 '십자화과 채소'다. 물론 채소가 몸에 좋다는 사실은 일반적인 상식이지만 갑상선 기능저하증 환자는 피해야 한다. 왜냐하면 십자화과 채소에는 갑상선 호르몬 생성을 방해하는 성분인 '고이트로겐Goitrogen'이 들어 있기 때문이다.

# 갑상선호르몬이 너무 과해서 문제인
# 갑상선 기능항진증

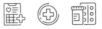

갑상선질환 중 갑상선 기능이 저하되는 '갑상선 기능저하증'이 가장 많이 차지하지만, 반대로 갑상선 기능이 너무 과해서 생기는 질병도 있다. 바로 '갑상선 기능항진증'이다. 갑상선 기능항진증 역시 앞서 말한 하시모토 갑상선염, 만성 갑상선염과 같이 60%는 자가면역질환이 원인이다. 발견자의 이름인 '로버트 제임스 그레이브스Robert James Graves'를 따서 '그레이브스Graves병'이라고도 한다.

갑상선 기능항진증은 갑상선 기능저하증과는 반대로 면역세포가 갑상선세포를 파괴하는 것이 아니라 갑상선을 자극하는 신호로 작용한다. 그래서 갑상선은 더 많은 갑상선 호르몬을 분비하게 된다. 그 결과 신진 대사가 활발해져서 체중이 감소하고, 몸에서 열이 많이 나며, 심장이 두근거린다. 그뿐만 아니라 신경이 과민해져 잠을 못 자고, 손발이 떨리고, 안구가 돌출되는 증상이 나타난다. 안구가 심하게 부어서 잘 때 눈이 완전히 안 감기는 환자도 있다.

갑상선 기능항진증은 갑상선 호르몬약을 너무 많이 먹어서 생기기도 한다. 갑상선 호르몬이 많이 만들어져서 Free T4 수치가 2ng/dℓ 이상으로 높게 나온다. 뇌에서는 갑상선 호르몬이 많이 나오니 더 이상 갑상선을 자극하려 하지 않는다. 그래서 갑상선 기능항진증은 갑상선 자극호르몬인 TSH 수치가 0.4mℓU/ℓ 미만으로 나오는 것이 특징이다.

# 갑상선 기능항진증이라면
# 챙겨야 할 영양소

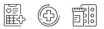

그렇다면 갑상선 기능항진증 환자에게 좋은 음식은 무엇일까? 바로 갑상선 기능저하증 환자가 피해야 할 음식 중 하나였던 '십자화과 채소'다. 십자화과 채소를 먹으면 갑상선 호르몬 생성이 억제되어 증상 완화에 도움이 되므로 섭취하면 좋다.

갑상선 기능저하증 환자에게 추천하는 영양소도 있다. 가장 추천하는 영양소는 바로 '셀레늄Selenium'이다. 셀레늄은 신체에 반드시 필요한 필수 미네랄이다. 신체의 활성산소가 세포를 파괴하지 못하게 하는 항산화 기능을 가지고 있으며, 박테리아와 바이러스에 감염되지 않도록 몸을 보호하는 면역 작용도 한다고 알려졌다.

셀레늄이 신체에 부족해지면 근육이 약해지고 피로감을 느끼며, 머리카락이 가늘어져서 탈모가 오고, 면역계에 장애가 생긴다고 한다. 하지만 셀레늄은 매우 적은 양이 요구되는 미량 영양소다. 많은 양을 복용하면 오히려 활성산소를 만들어 신체에 안 좋을 수 있으니 적정량을 복용하는 게 중요하다.

셀레늄이 갑상선 건강에 긍정적인 영향을 준다는 여러 실험 결과가 있다. 갑상선질환 환자 대부분은 혈중 셀레늄 농도가 낮다는 사실은 적당한 셀레늄 복용이 갑상선 건강에 도움을 줄 수 있다는 사실을 말해준다. 실제 1,900명 참가자를 대상으로 한 연구 결과에서 혈청 셀레늄 농도가 높을수록 갑상선 부피는 작아지는 반비례 관계였다.[1] 또한 셀레늄이 갑상선종을 예방하고 갑상선 조직이 손상되지 않도록 보호한다고 알려져 있다.

셀레늄의 일일권장량은 성인 55mcg이나, 이는 갑상선 기능항진증 환자에게는 적은 양이다. 시중에 판매되는 셀레늄 영양제에는 1알당 200mcg이 함유되어 있다. 갑상선 자가면역질환 환자가 셀레늄을 3개월간 1일 200mcg을 복용하니 갑상선 항체가 100%에서 63.3%로 감소했다는 연구 결과[2]가 있는 만큼, 갑상선 기능항진증이라면 1일 200mcg 복용을 권한다.

# 자가면역질환이라면
# 챙겨야 할 영양소

이 책을 읽다 보면 '자가면역질환'이라는 단어를 많이 보게 될 것이다. 이전에는 바이러스나 세균 같은 외부 물질이 질병의 주요 원인이었다면, 현대인들의 질병은 대부분 면역세포 간의 불균형이 원인이다. 즉 몸의 면역계가 신체세포와 외부 물질을 구분 못하는 상태에 빠진 것이다. 외부의 적이 사라지니 오히려 내부에 적이 생긴 셈이다.

무너진 면역 체계를 정상화하기 위해 가장 먼저 추천하는 영양소는 비타민 D와 오메가Omega 3로, 이 두 가지를 조합해 복용하는 것을 추천한다. 지금부터 그 이유를 소개하겠다.

# 면역 균형을 맞추어주는 영양소 ①
## - 비타민 D

*✦ ✦ ✦*

비타민 D는 어떻게 무너진 면역 체계를 정상화할까? 면역질환은 면역세포 간의 집단 난투극으로 적군, 아군을 가리지 않고 서로 주먹질을 한다. 싸움을 부추기는 사람이 있고 싸움을 말리려는 사람이 있듯이, 면역계에도 과도한 면역 반응을 달래주는 세포와 부추기는 세포가 있다. 바로 Treg세포(조절T세포)와 Th17세포(도움17T세포)다. 이 두 세포는 서로가 일정한 균형을 이루면서 면역계를 유지하고 있다. Treg세포는 싸움을 말리려 하는 중재자 역할을 하며 심한 염증과 면역 반응을 줄이는 역할을 한다. 반면 Th17세포는 염증과 면역 반응을 활성화해서 외부 물질로부터 몸을 보호하려는 극성론자다. 대부분의 자가면역질환 환자는 Treg세포는 비활성화되어 있고, Th17세포는 과도하게 활성화되어 있다. 이때 비타민 D는 Treg세포는 항진시키고 Th17세포는 억제해서 과도한 면역 반응을 조절하는 역할을 한다.

비타민 D의 혈중 농도는 최소 30ng/mℓ가 되어야 하지만, 50ng/mℓ 이상이 가장 좋다. 하지만 2010년 질병관리본부 국민

건강영양조사에 따르면, 한국인 남성 87%와 여성 93%의 비타민 D 농도가 30ng/㎖보다 적은 부족 상태였다. 사실 비타민 D는 햇볕을 쬐면 신체에서 자연스럽게 생성된다. 그럼에도 현대인에게 자가면역질환이 많은 이유는 아마도 실내 활동이 많아진 생활 환경의 변화가 큰 원인일 것이다.

일반 성인이라면 시중에서 판매되는 비타민 D 영양제 중에서 비타민 D가 100~125mcg(4,000~5,000IU) 들어 있는 제품을 복용해야 조직과 세포에 필요한 충분한 비타민 D를 공급하고 혈중 농도를 올릴 수 있다. 그 후 혈중 비타민 D 농노가 50ng/㎖ 징도 되었을 때는 혈중 비타민 D 농도 유지를 위해 1일 50mcg(2,000IU) 정도 복용하는 것을 추천한다.


## 면역 균형을 맞추어주는 영양소 ②
### - 오메가 3

자가면역질환이라면 왜 오메가 3를 복용해야 할까? 바로 자가면역질환은 염증 반응을 일으키는데, 이 염증 반응을 일으키는 사이토카인Cytokine이라는 매개 물질을 오메가 3가 줄여주기 때문이다.

모든 세포에는 세포막이 존재한다. 세포막은 기름과 친한 친유성 성분으로 구성되어 있는데, 이 세포막의 주요 성분이 바로 오메가 3와 오메가 6다. 두 물질 역시 서로 간의 균형을 이루면서 세포막의 구성 요소가 된다. 어떤 사람은 세포막에 오메가 3가 많고 어떤 이는 오메가 6가 많다.

오메가 3와 오메가 6는 신체에서는 만들 수 없는 필수 지방산이므로 따로 섭취해야 한다. 따라서 개인의 식습관과 생활습관에 따라 세포막의 오메가 3, 오메가 6의 구성 비율도 달라진다.

문제는 염증 매개 물질을 만드는 재료가 바로 이 세포막에 있는 오메가 3와 오메가 6인데, 오메가 3를 이용해 만든 물질과 오메가 6를 이용해 만든 매개 물질이 전혀 다른 효과를 가져온다는 점이다. 오메가 3가 만드는 매개 물질은 염증을 억제하고 혈액 속 혈전 생성을 막아준다. 반대로 오메가 6가 만드는 매개 물질은 염증 반응을 일으키고 혈전을 생성하게 된다.

그렇다고 오메가 6가 무조건 나쁜 것은 아니다. 어느 쪽이든 너무 많거나 적으면 체내 불균형으로 문제를 일으킨다. 진짜 문제는 한국인들의 세포막 구성 비율에서 점점 오메가 6의 비중이 높아지고 있다는 데 있다. 이는 서구식 식사로 바뀌어가는 식습관 때문이다. 생선, 식물성 기름 섭취는 적어지고 트랜스지방, 육류를 많이 먹게 되면 세포막의 오메가 6의 비중이 높아진다.

건강한 세포막의 오메가 3, 오메가 6 구성 비율은 1:1에서 4:1 정도이지만, 한국인은 대부분 세포 비율이 1:15 정도로, 오메가 6의 비중이 너무 높아졌다. 이는 결국 과도한 세포 염증과 자극을 발생시키고 자가면역질환으로 이어진다. 따라서 갑상선질환뿐만 아니라 루푸스, 류머티즘, 알레르기, 아토피 같은 자가면역질환이 있다면 반드시 비타민 D와 오메가 3 영양제 복용을 권한다.

50세 이상 미국인 2만 5,871명을 대상으로 5년간 연구한 결과가 있다. 한쪽은 매일 비타민 D를 50mcg(2,000IU) 복용하고, 다른 한쪽은 비타민 D 50mcg(2,000IU)과 오메가 3 1g을, 또 다른 그룹은 오메가 3만 1g 복용했다. 그리고 나머지는 영양제를 복용하지 않았다. 놀랍게도 5년 후 이들을 관찰한 결과 영양제를 먹지 않은 그룹보다 비타민 D만 복용한 그룹은 32%, 오메가 3만 먹은 그룹은 26%, 비타민 D와 오메가 3를 같이 복용한 그룹은 자가면역질환 발병률이 31% 낮았다. 흥미로운 사실은 오메가 3만 복용한 참가자는 자가면역질환 발병률에 큰 변화가 없었는데 자가면역질환에 걸릴 가능성이 큰 참가자의 발병률이 18% 감소해 유의미한 효과가 있었으며 이런 효과는 시간이 갈수록 점점 더 높게

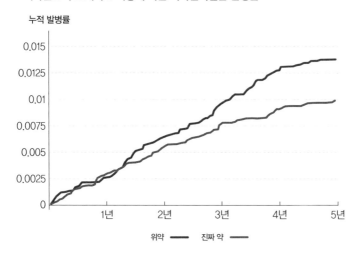

### 💚 비타민 D와 오메가 3 복용에 따른 자가면역질환 발생률

누적 발병률

위약 ——  진짜 약 ——

출처 : Jill Hahn et al., 「Vitamin D and marine omega 3 fatty acid supplementation and incident autoimmune disease: VITAL randomized controlled trial」, 2022

나타났다.[3]

그렇다면 오메가 3는 어느 정도 복용해야 할까? 식품의약품안전처의 일일권장량은 1일 1~2g이다. 그러나 이 용량은 최소한의 용량이다. 내가 어떤 질병이 있고 어떤 문제를 개선하고자 하느냐에 따라 복용량은 달라진다. 고지혈증, 중성지방 문제라면 오메가 3는 1일 3g 정도 먹어야 하고, 자가면역질환이 있다면 1일 3~5g은 복용하라 권한다. 처음에는 귀찮고 어색하겠지만, 최소 6개월 정도만 복용하면 염증 반응이 눈에 띄게 좋아진다. 체내 세포막의 오메가 3와 오메가 6 비율이 재조정되면서 체내 염증 매개 물질 역시 감소하기 때문이다.

필자는 자가면역질환이 있는 환자의 면역 균형을 맞추기 위해 비타민 D와 식물성 오메가 3를 복용하게 한다. 생선에서 추출한 오메가 3를 복용해도 상관없으나, 독소와 중금속에 예민한 갑상선 환자에게는 상대적으로 중금속으로부터 안전한 식물성 오메가 3, 특히 알파 리놀렌산ALA(Alpha Linolenic Acid) 함량이 높은 들깨 추출 오메가 3를 권한다. 저온에서 압착해서 추출하기 때문에 고온 추출보다 산패되지 않고 염증 완화에 더 좋다.

이렇듯 영양 요법이 질병 개선에 눈에 띄는 효과를 나타내기 위해서는 꾸준한 영양소 섭취와 식습관 및 생활습관 교정이 필요하다. 영양 요법은 내 몸 스스로가 건강한 상태를 약 없이도 유지할 수 있도록 해주는 '재활 훈련'이다. 주사와 독한 치료약은 한순간 병이 나은 듯한 환상을 주지만, 약을 끊는 순간 몸은 예전의 상태로 돌아가게 되어 있다.

# 한국인이 가장 많이 걸리는 암,
# 갑상선암

한국건강관리협회에 따르면 2017년에서 2021년까지 총 5년간 암 검진을 한 결과, 한국인이 가장 많이 걸리는 암은 바로 '갑상선암'이었다. 16개의 건강증진의원에서 암 검진 건수 총 2,675만 530건 중 0.1%인 2만 6,139건에서 암이 발견되었는데, 이 중 7,086건이 갑상선암이었다.

다행히 갑상선암은 '착한 암' '거북이암'이라는 별명을 가지고 있다. 암의 발병 진행률이 느리기 때문에 완치율과 생존율이 다른 암보다 훨씬 좋기 때문이다. 갑상선암 치료 관련 의학 기술이 발전하면서, 2021년에 보건복지부와 중앙암등록본부가 발표한 '국

가암등록통계'에 따르면 초기에 발견되면 완치율은 99%대에 달했다. 그뿐만 아니라 치료를 하면 2017~2021년간의 5년 상대 생존율이 100.1%로, 암 중에서 상대 생존율이 가장 높았다.

다만 갑상선암은 다른 암보다 발병률이 높다는 게 문제다. 특히 한국 여성, 주로 50~60대 여성들의 갑상선암 발병률이 높다. 세계 보건기구 산하 국제암연구소의 2010년 통계에 따르면, 인구 10만 명 당 갑상선암 발병률이 한국 여성은 59.5명으로, 세계 평균인 4.7명에 비해 12.7배가 넘었다. 그렇다고 갑상선암이 꼭 여성들만의 전유물은 아니다. 한국 남성에서도 위암에 이어서 갑상선암이 가장 많이 발견되었다. 한국 남성의 갑상선암 발병률도 인구 10만 명당 10.9명으로 세계 평균에 비해 7.3배가 많으니 적은 편은 아니다. 갑상선암은 매년 암 발병 통계에서 다섯 손가락 안에 드는 다빈도 질병이다. 다만 일각에서는 한국인의 갑상선암 발병률이 높은 이유가 갑상선암 검진이 다른 나라에 비해 많기 때문이라고 이야기한다.

갑상선암이 생겨도 대부분 '무증상'이다. 특별한 신체 이상 반응이 없다는 것이 갑상선암의 특징이다. 다만 목의 결절이 커져서 기도나 식도를 압박해 호흡 곤란을 겪거나 음식물을 삼키기 힘들어질 수 있다. 그래서 갑상선암을 목이 붓는 인후통이나 편도염으로 착각하기도 한다. 그리고 목소리가 변하는데 그 증상이 오래 지속된다. 갑상선암은 대부분 '목에 생기는 결절'로 발견하게 된다. 갑상선 연골 부위에 자그만한 혹이 만져져서 검진을 받는데, 이 중 5%는 갑상선암으로 진단받는다. 그리고 갑상선암이 생기면 피로감이 느껴지며 체중 변화도 생긴다. 여성은 월경 주기의 변화가 생길 수도 있다.

아무리 착한 암이라 하더라도 갑상선암을 방치하면 생명이 위험할 수 있다. 갑상선에 생긴 암이 전이가 되어 다른 암으로 이어질 수 있기 때문에 갑상선암 역시 조기 발견과 조기 치료가 중요하다.

# PART 6

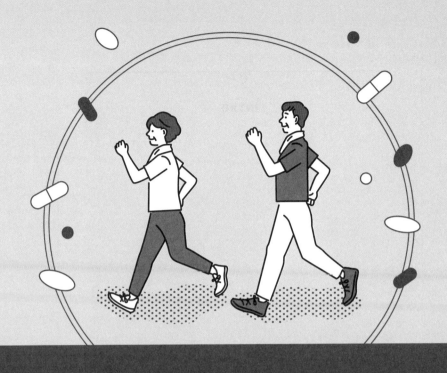

# 몸속에 있는 거대한 화학 공장, 간과 담낭

## INTRO

💜 **보호자** "아이구, 약사님! 이 사람한테 이제 술 마시면 큰일 난다고 한소리 해주이소. 이 사람이 지금 간이 안 좋아서 약 먹고 있는데 술 마시면 안 되지예? 안 되지예?"

➕ **약사** "그럼요, 아버님 술 마시면 이제 큰~일 납니다. 입에 대지도 마이소."

💜 **환자** "약사님, 지는 진짜 억울합니다. 저 진짜 술 많이 안 먹거든요."

아버님과 어머님이 함께 약국을 방문하시면 항상 한바탕 싸움이 일어났다. 왜 항상 가만히 계시다가 약사가 복약 지도를 하려 하면 앞에서 그렇게 말싸움을 하시는지……. 항상 어머님이 잔소리하시면 아버님은 억울하다고 말씀하시고, 필자는 중간에서 무슨 일인지는 모르지만 일단 어머님 편을 든다. 오랜 경험에서 나온 지혜다. 아버님의 처방전을 살펴보니, 처방된 약은 간 기능 개선제 1개월 치와 담즙 분비를 도와주는 고함량 담즙제였다. 아마도 아버님께서 간염이나 지방간 진단을 받으신 것 같다.

❤ **환자** "약사님, 근데 저는 술 정말 많이 안 마시거든요. 기껏해야 2주에 1번 정도밖에 안 마셔요. 그런데 병원에 가니 지방간이라고 하네요. 진짜인가요?"

❤ **보호자** "이 사람아, 그라니께 술을 적당히 마셔야지. 술을 그렇게 맹키 부어 마시면 간이 버티는가? 2주에 한 번은 무슨……. 멀쩡한 간이 왜 나빠지노."

➕ **약사** "어머님, 진정하시고요. 술을 안 마셔도 지방간은 생

길 수 있어요. 요새는 술 안 마시는데도 지방간 생기는 분이 더 많아요. 아버님도 많이 놀라셨겠어요. 그런데 아버님 혹시 전에 혈당이나 고지혈증 같은 건 괜찮으셨어요?"

💜 **환자** "그전에도 혈당이 쪼금 높아서 의사가 당뇨병 조심하라고 했지예. 그거랑 무슨 상관있습니까?"

➕ **약사** "상관 많지요. 일단 앉아서 이야기 좀 들어보세요."


과거에는 술을 많이 마셔서 간이 나빠지는 사람이 많았다. 그래서인지 아직도 많은 사람이 '나는 술 안 마시니까 간이 나빠질 일은 없겠다'라고 생각한다. 그러다가 어느 날 갑자기 간경화나 지방간을 발견하고 '나는 술도 안 마시는데 왜 간이 나쁘지?' 하며 억울해한다. 술 마셔서 간이 나빠진다는 말은 옛날 이야기다. '술 안 마셔도 간이 나쁜 사람'이 더 많아졌다.

우리 몸의 여러 세포 중에서도 간세포는 아주 뛰어난 재생 능력을 가졌다. 심각한 손상을 받더라도 세포 분열이 빠르게 진행되기 때문에 1년이면 전체 간세포의 절반이 새로 생겨날 수 있다. 그 말인즉슨 무슨 의미일까? 간만큼 치료하기 쉬운 장기가 없다는 말이다. 간의 활동을 활성화하고 나쁜 노폐물을 배출해줄 수 있는 영양제를 복용하고, 간세포를 손상시키는 나쁜 생활습관을 버리기만 해도 간세포는 빠르게 정상화된다. 필자는 아버님께 지방간 영양제를 권해드리며 혈당 조절과 금주, 그리고 규칙적인 운동을 당부드렸다.

아버님은 그날 이후 필자의 조언대로 아침마다 1시간씩 근처 공원을 돌며 운동하셨다. 혈당 조절을 위해 식사량도 줄이고 단 음식과 간식은 멀리하셨다. 아울러 필자가 준 간 영양제인 실리마린Silymarin과 레시틴Lecithin도 꾸준히 복용하셨다. 그리고 6개월 뒤 다시 뵌 아버님은 체중이 7kg이나 빠지셨다.

💜 **환자** "약사님, 감사합니다. 지방간도 싹 없어졌고요. 그냥 몸이 다 좋아졌어요."

**➕ 약사** "아버님께서 그동안 나쁜 음식 안 드시고 운동 열심히 하셔서 그래요. 이제 영양제는 더 안 드셔도 될 거 같은데요? 그래도 운동이랑 식사 조절은 꾸준히 하세요."

아버님과 상담하면서 느낀 점은 아무리 좋은 영양제가 있어도, 운동과 몸에 좋은 식사만큼 좋은 영양제는 없다는 사실이다. 많은 사람이 '이 약만 먹으면 살도 빠지고 병도 낫고 피로도 없어지고 내 인생의 모든 문제가 사라질 거야' 하는 마음으로 영양제를 구매한다. 하지만 자신의 인생을 건강하게 만들고 싶다면 우선 영양제를 구매할 돈 대신에, 운동과 식사 조절을 잘 지킬 수 있는 인내와 노력을 가지고 있는지를 확인해보자.

# 우리 몸에서 가장 큰 장기,
# 간

우리 몸에서 가장 큰 장기는 무엇일까? 바로 '간'이다. 복부를 4분면으로 나누었을 때, 간은 오른쪽 윗 부분의 큰 공간을 차지하고 있다. 성인의 간은 폭이 25cm, 높이는 15cm 정도이며, 무게는 1~1.5kg으로 뇌와 비슷하다. 장기 중에서도 무거운 편이다.

커다란 크기만큼이나 간은 우리 몸에서 많은 역할을 한다. 상처를 아물게 하는 '혈액 응고인자'를 만들고, 비타민과 혈액을 저장하고 소화 효소의 작용을 도와주는 '쓸개즙'을 생산하지만, 간의 가장 큰 역할은 '해독'과 '영양소 대사'다.

# 간의
# 다양한 역할

✎ ✎ ✎

## 해독 작용

간은 신체의 기미 상궁이다. 우리가 음식을 먹고 체내에 흡수된 영양소는 혈액을 타고 가장 먼저 간으로 옮겨진다. 항상 몸에 이로운 것만 우리 입에 들어오지 않는다. 특히 의학이 발달하지 못했던 과거에는 더욱 많은 독성 물질과 유해 물질이 우리 몸에 들어왔다. 그럴 때 간은 가장 먼저 해로운 물질을 맛보는 역할을 한다. 물론 요즘은 과거만큼 독성 물질이나 해로운 물질을 많이 먹지 않는다. 하지만 우리가 모르는 사이에 각종 음식이나 생활 속에서 우리는 여전히 유해 물질과 독소에 노출되어 있다.

한편 우리가 '독'이라고 생각하지 않지만 간은 '독'으로 인식하는 것들도 있다. 대표적으로 질병을 치료하기 위해 먹는 의약품이나 편의와 맛을 위해 음식에 사용하는 화학조미료 등이 그러하다. 우리의 뇌보다 깐깐한 간은 이런 물질을 독으로 인식하고 최대한 빨리 이 독을 몸 밖으로 배출시키거나, 독성이 없는 다른 물질로 바꾸어 우리 몸을 보호한다.

독성이 없는 물질로 바꾸기 위해서는 간 안에서 수많은 화학 반응이 일어나게 된다. 우리가 실험실에서 수많은 화학 약품과 실험 기구를 사용하는 화학 작용이, 1.5kg짜리 간에서 일어나는 것이다. 이런 화학 작용이 무려 오백여 가지나 된다고 한다. 이 정도면 간은 우리 몸속에 있는 거대한 화학 공장이라고 할 수 있다.

## 영양소 대사

해독 작용과 함께 간이 하는 또 다른 중요한 역할은 '영양소 대사'다. 음식물이 소화 기관에서 분해되어 흡수되는 형태로 바뀐 탄수화물, 단백질, 지방은 간으로 이동한다. 이동한 영양소는 간에서 다시금 저장이나 사용이 가능한 여러 가지 형태로 변환되어 각 신체로 이동하거나 저장된다.

탄수화물부터 설명하면 탄수화물은 글리코겐Glycogen의 형태로 간에 저장된다. 글리코겐은 간과 근육에 저장되어 있다가 몸에서 에너지가 필요할 때 가장 먼저 분해되어 사용된다. 쉽게 저장하고 쉽게 분해해서 사용할 수 있으므로 일종의 '에너지 예금 저축'이라고 할 수 있다. 그러나 과량의 탄수화물은 글리코겐보다 더 많은 에너지를 저장할 수 있는, 하지만 분해가 쉽지 않은 '지방'의 형태로 온몸 구석구석에 저장된다. 지방은 '에너지 적금'이라 할 수 있다.

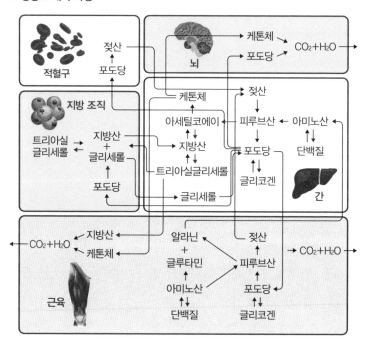

간은 단백질을 이용해서 신체에 필요한 여러 아미노산을 만들 수 있고 반대로 단백질을 분해해서 에너지로 사용하기도 한다. 에너지가 필요할 때 근육 안에 있는 단백질을 분해해서 사용하기도 하는데, 운동하는 사람들이 그렇게 싫어하는 '근 손실'이 바로 이 때문에 일어난다.

간은 지방을 이용해서도 여러 물질을 뚝딱 만든다. 에너지가 필요할 때 지방을 분해해서 만들거나, 반대로 에너지를 저장하기 위해 지방을 만들기도 한다. 지방을 콜레스테롤 형태로 만들기도 한다. 콜레스테롤이라 하면 고지혈증을 떠올리며 무조건 나쁜 것으로 생각하는 경우가 많은데, 콜레스테롤은 신체에 반드시 필요한 물질이다. 왜냐하면 콜레스테롤은 세포를 구성하는 세포막의 필수 성분이며 각종 호르몬을 만들 때도 반드시 필요한 성분이기 때문이다. 콜레스테롤이 혈액을 타고 이동할 때 간은 택배 상자를 포장하듯 콜레스테롤을 '지질단백질Lipoprotein'이라는 형태로 만들어서 배송한다.

# 담낭의 건강이 곧
# 간 건강이다

간 건강을 이야기할 때 빼놓으면 안 되는 작은 기관이 있다. 바로 쓸개라고도 부르는 '담낭'이다. 담낭은 간의 오른편 아래에 있는 가지 모양의 주머니다. 7~10cm 크기로 간보다 훨씬 작고, 30~70m$\ell$의 용량이다.

담낭은 '간의 위장'이라고 할 수 있다. 담낭에서는 '담즙'을 분비하는데, 담즙은 우리가 기름기 많은 음식을 먹었을 때 지방을 분해, 흡수하는 데 중요한 역할을 하기 때문이다. 또한 담즙은 '간 해독의 정수'와 같다. 담즙이 간에서 생기는 노폐물을 배출하는 역할을 하기 때문이다.

담즙은 담낭에서 분비하지만 정작 담즙을 생성하는 기관은 '간'이다. 그래서 간 기능이 좋지 않으면 담낭의 담즙 분비도 나빠지게 된다. 간에서 여러 독성 물질을 해독하고 나온 노폐물은 여러 경로로 배출된다. 그중 분자량이 작거나 물에 잘 녹는 물질은 신장으로 가서 소변으로 배출되지만, 분자량이 크거나 지용성인 물질은 담즙을 통해서 배출된다. 또한 적혈구가 죽고 남는 빌리루빈Bilirubin*, 콜레스테롤, 중금속도 담즙을 통해 배출된다. 이렇게 여러 물질을 배출하기 위해 담낭에서는 하루에 600~800mℓ의 담즙이 분비된다.

간에서 만들어진 담즙은 담낭에 저장되는 사이에 10배 정도 농축되어 이자액과 함께 창자로 배출된다. 그러나 찐득한 담즙이 담낭이나 담관에서 딱딱한 돌처럼 굳어 돌이 생길 때가 있는데, 이를 '담석증'이라 한다. 이때 돌이 크거나 다른 기저질환을 앓고 있다면, 담낭을 떼어내는 절제술을 하게 된다. 담낭을 떼어내도 담즙을 만드는 간은 멀쩡하므로 큰 지장은 없지만, 담낭 절제술 후 많은 환자가 소화 불량, 구역, 구토 같은 위장 장애를 호소한다. 특

---

* 담즙 색소를 이루는 붉은 갈색의 물질로, 노화된 적혈구과 붕괴될 때 헤모글로빈이 분해되어서 생긴다. 빌리루빈이 혈액 속에서 증가하면 황달을 일으킨다.

히 지방이 많은 식단을 먹을 때 이 증상은 더욱 심해진다.

그러므로 간 건강을 생각한다면 간의 독소를 배출해주는 담낭의 건강을 함께 생각해야 한다. 담즙이 잘 분비되어야 간이 독성 물질을 빠르게 해독하기 때문이다. 간 건강을 위해 간 영양제인 '우루사'를 찾는 사람이 종종 있다. 우루사의 주성분은 UDCAUrdeoxycolic Acid라는 성분으로, '담즙의 양을 증가시키는 최담제'다. 즉 담즙 분비를 원활하게 해서 간 건강에 도움을 주는 원리다. 이제 왜 간 건강을 위해 우루사를 먹는지 이해했을 것이다.

그렇다면 건강한 담낭을 결정짓는 주요 요인은 무엇일까? 바로 '이상적인 담즙 조성'에 있다. 담즙은 크게 담즙산염과 콜레스테롤 그리고 포스파티딜콜린Phosphatidylcholine이라는 인지질 세 가지의 조합으로 구성된다. 담즙 안에 포스파티딜콜린과 담즙산염의 양이 많은 담즙이 이상적인 담즙이다. 콜레스테롤 양은 양이 많아지면 담석이 생기기 쉬우므로 적을수록 좋다.

# 간이 살찐
# 지방간

간은 우리가 음식을 먹으면 에너지를 직접적으로 가공하고 저장하는 기관이다. 간에서 지방이 만들어지면 이 지방은 에너지원으로 사용되거나, 남으면 피하지방에 저장된다. 살이 찌는 이유는 바로 피하지방이 점차 쌓이기 때문이다. 피하지방은 우리 몸에서 지방을 저장하는 전용 창고다.

그러나 지방이 너무 빨리, 과도하게 만들어지면 전용 창고가 아닌 다른 부위에 지방이 쌓이게 된다. 이를 '이소성 지방'이라고 한다. 즉 존재하지 않아야 되는 부위에 저장되는 지방을 '이소성 지방'이라고 하고 이소성 지방으로 발생하는 대표적인 질병이 바로

'지방간'이다. 정상인의 간에는 지방이 5% 정도 저장되어 있다. 그러나 간의 지방 대사 기능에 문제가 생기거나 지방 생산량이 많아지면 그 지방은 간에 쌓이게 된다. 지방이 5% 이상 쌓이면 '지방간'이라고 한다.


## 지방간의 원인은
## 술이 아니다?

지방간에는 두 종류가 있다. 술을 많이 마셔서 걸리는 '알코올성 지방간'과 알코올이 아닌 다른 원인으로 생기는 '비알코올성 지방간'이 있다. 한국인은 술을 많이, 그리고 빨리 마시기 때문에 예전에는 술 때문에 지방간에 걸리는 환자가 많았다.

하지만 최근에는 알코올성 지방간 환자보다 당뇨병, 고지혈증 같은 대사질환으로 생기는 '비알코올성 지방간' 환자 수가 늘고 있다. 건강보험심사평가원 자료에 따르면 2018년에 31만 명이던 비알코올성 지방간 환자는 2022년에 40만 명으로, 4년만에 9만 명이 늘었다. 2021년 대한간학회 자료에 따르면 성인 10

명 중 3명은 비알코올성 지방간을 앓고 있으며 비만인 중에서는 50~74%가 지방간에 걸린다고 한다. 지방간 환자 10명 중 1명은 나중에 간암이나 간경화 같은 말기 간질환으로 이어지기 때문에 당뇨병, 고지혈증 같은 대사질환과 과체중, 비만을 잘 관리해야 한다.

하지만 지방간은 이렇다 할 증상이 나타나지 않는다. 설령 증상이 나타나더라도 이미 병이 한참 진행된 후에 발견되는 경우가 많다. 그래서 간을 '침묵의 장기'라고 부른다.

## 결국 식습관과 생활습관을 개선해야 한다

지방간은 특별한 치료제가 없다. 그래서 지방간으로 진단받으면 보통 간 기능에 도움을 주는 간장약 성분의 약을 처방받는다. 지방간을 치료하는 방법은 사실 간단하다. 간에 들어찬 지방을 사용하는 것, 즉 '살을 빼는 것'이다. 대부분의 지방간 환자는 기름지고 고열량 식사를 즐기기 때문에 비만이다. 또한 술을 자주 마시거나 야식을 즐겨 먹고 식습관이 불규칙한 경우도 많다. 지방간 치료를 위해서는 약을 먹는 것보다 건강한 식습관과 운동, 체중 관리 등 생활습관 개선이 선행되어야 한다.

많은 사람이 지방간이라하면 고지방을 즐겨 섭취하는 식습관이 원인이라고 생각하지만, 오히려 지방간을 일으키는 가장 큰 원인은 바로 과도한 '탄수화물'과 '당' 섭취다. 당을 과도하게 섭취하면 인슐린이 과도하게 분비되므로 간에서 지방이 과도하게 빠르게 생성되기 때문이다. 따라서 지방간을 치료하기 위해서는 무엇보다 탄수화물과 당 섭취를 줄이는 게 중요하다.

# 간암을 유발하는
# 간염과 간경화

## 섬유화된 간세포는
## 회복되지 않는다

**간염**

간염은 말 그대로 간에 생기는 염증이다. 감염의 원인은 여러 가지가 있지만 가장 큰 원인은 '간염 바이러스'다. 간염은 A, B, C, D, E, F형이 있다. 한국인은 주로 A형, B형, C형 간염에 걸린다. 그중 B형 간염이 가장 흔하고 만성, 급성 간질환의 가장 큰 원인이 된다.

B형 간염바이러스가 가장 많이 전파되는 경로는 바이러스를 가진 어머니가 아기를 낳을 때 혈액으로 아기에게 전달되는 경우가 많다. 필자 역시 어머니께서 간염바이러스 보균자라 필자도 B형 간염 바이러스 보균자다. 하지만 바이러스 보균자라도 크게 걱정할 필요가 없다. 보균자는 말 그대로 바이러스를 가지고 있으나 바이러스가 활성화되지 않은 상태이기에 활성화되지 않으면 염증도 나타나지 않는다. B형 간염에 걸리면 85%는 회복하나 15%는 간경화와 암으로 진행한다.

B형 간염보다 C형 간염이 간암으로 이어질 확률이 더 높은 간질환이므로 특히 더 조심해야 한다. 환자들이 간 이식을 하는 가장 큰 이유도 C형 간염으로 간이 손상되었기 때문이다. C형 간염 환자의 85%는 만성 간질환으로 이어지고, 환자 중 100명 5명은 사망한다.

간염에 걸리게 되면 피로감을 느끼면서 식욕이 없어지고 메스꺼움, 구토, 위장 장애가 나타난다. 심하면 피부와 눈이 노래지는 황달 증상이 나타나고 배에 물이 차는 복수가 나타나는데, 이 경우 간질환이 말기까지 진행된 상태라고 할 수 있다.

## 간경화

사실 간은 재생력이 매우 뛰어나다. 간의 3/4을 잘라내도, 4개월이 지나면 정상으로 돌아올 정도다. 하지만 이런 간을 꼼짝없이 만드는 간질환이 있다. 바로 '간경화'다. 간경화는 간 조직에 염증이 지속되어 딱딱한 섬유 조직으로 바뀌는 간질환을 말한다.

이때 섬유화 된 간세포는 재생되지 않는다. 또한 섬유화된 부분은 정상적인 간 기능을 하지 못한다. 그렇게 섬유화된 간세포는 간암으로 이어지게 된다. 그리고 간세포 섬유화의 원인은 간염이다.

● 건강한 간과 손상된 간

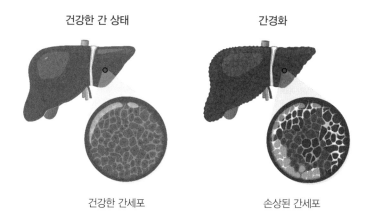

건강한 간 상태          간경화

건강한 간세포          손상된 간세포

# 간과 담낭질환이라면
# 챙겨야 할 영양소

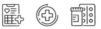

## 활성산소를 제거해주는
## 실리마린

'실리마린Silymarin'은 밀크시슬Milk thistle<sup>✦</sup>, 가시엉겅퀴, 카르두스 마리아누스Cardus marianus 등 다양한 이름으로 판매되며 간에 좋은 영양소로 가장 먼저 떠오르는 영양소다. 밀크시슬은 유럽이 원산지이

---

✦ 밀크시슬, 서양엉겅퀴, 카르두스 마리아누스는 같은 말이다.

고 미국 동부, 캘리포니아, 남미, 아프리카, 호주, 아시아 등지에서 서식하는 식물이다. 그 식물 안에 들어 있는 유효성분이 바로 실리마린이다.

이미 실리마린은 2000년 넘게 간질환과 담낭질환의 대체 의학 치료제로 사용되었다. 실리마린이 간에 좋은 이유는 바로 간세포를 보호하는 뛰어난 항산화 효과가 있기 때문이다. 신체의 화학공장인 간은 여러 화학 반응을 일으키면서 활성산소라는 노폐물이 많이 생긴다. 활성산소는 세포에 산화 반응을 일으키는데, 바로 이 실리마린이 간에 생긴 활성산소를 제거하는 뛰어난 항산화 효과가 있어서 간세포를 보호한다. 또한 실리마린은 담즙 분비를 촉진하기 때문에 간의 노폐물 배출에 도움을 주어 간 해독 작용도 한다. 그뿐만 아니라 단백질 합성을 촉진하는 기능으로 망가진 간세포 재생을 도와주어서, 술을 많이 마시는 사람에게 많이 권하는 영양소 중 하나다. 아울러 간염이나 간경화에 걸렸거나 담낭이 안 좋다면, 실리마린 복용이 도움이 될 수 있다. 필자도 간질환 환자에게 가장 먼저 실리마린 영양제를 권한다.

실리마린은 1일 1,300mg 이상 먹어도 안전하다. 보통 1일 600mg 복용을 권장한다.

# 간의 2차 공정에 필요한
# 메티오닌과 L-시스테인

간에서는 여러 가지 화학 작용이 일어난다. 그중 독성 물질을 해독하는 과정을 크게 '1상 반응'과 '2상 반응'으로 나눈다. 1상 반응은 독성 물질을 물과 친해지게 만드는 화학 작용으로 산화, 환원, 가수분해 반응이 일어난다. 2상 반응은 분자의 크기가 크고 지용성인 물질, 1상 반응으로는 해결되지 않는 독성 물질을 해독하는 화학 작용이다. 여기서는 좀 더 복잡한 화학 작용을 이용해 독성 물질이 물과 친해지게 만든다. '황화 작용' '글루타치온Glutathione[*] 포합' '아세틸화' 같이 이름만 들어도 복잡한 공정을 하게 된다. 이 과정을 거친 후 독성 물질은 독성이 없는 다른 물질로 변환되거나 소변에 녹아서 배출되게 된다.

2상 반응에 사용되는 대표적인 아미노산이 바로 메티오닌Methionine과 L-시스테인L-Cysteine이다. 메티오닌과 L-시스테인은 더 좋은 담즙산염을 만드는 원료인 '타우린Taurine'을 만드는 원료이

---

[*] 국립국어원에는 '글루타티온'으로 등재되어 있다.

기 때문에 담즙 생성과 분비에도 도움이 되는 영양소다. 신체 조직, 기관을 구성하는 단백질을 잘게 쪼개면 아미노산이 되고, 메티오닌과 L-시스테인은 아미노산의 한 종류다. 아미노산 종류는 20가지로, 그중 메티오닌과 L-시스테인에는 황이 있다는 특징이 있다. 황이 있는 아미노산은 다양한 물질을 생성하는 데 귀재다. 특히 달걀, 생선, 육류에 아미노산이 많은데 황 함유 아미노산은 달걀 흰자에 8%, 소고기 5%, 유제품 4% 정도 들어 있다.

메티오닌과 L-시스테인의 일일권장량은 19mg/kg이다. 60kg 성인이면 1일 1,140mg 정도 복용하면 적당하다. 그러나 난백실 섭취량이 부족한 대부분의 노인층과 중장년층은 자연스럽게 메티오닌, L-시스테인 섭취량도 적어지기 때문에, 해당 영양소 섭취를 신경 써야 한다.

# 독성 암모니아를 해독하는
## L-아르기닌, 오르니틴, 아스파르트산

간의 주요 역할 중 하나는 '암모니아를 요소로 바꾸어주는 공정'

## ♥ 요소회로

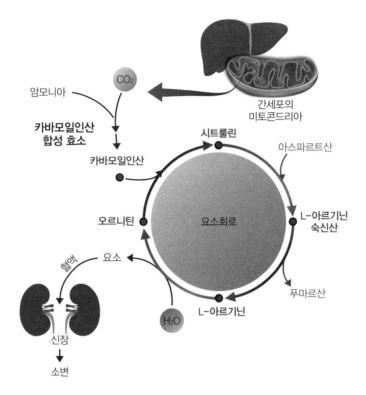

이다. 신체 내에서 단백질과 아미노산이 대사되면 '질소화합물 Nitrogen'이 노폐물로 남는다. 이 노폐물은 암모니아 형태로 남게 되는데, 이 암모니아가 신체에 해로운 독성 물질이다. 그래서 신체에서는 암모니아를 독성이 없는 요소로 전환하는 과정을 거치고, 이는 간의 주요 역할 중 하나다. 간세포 내에는 암모니아를 요소로 바꾸는 '요소 회로Urea cycle'라는 화학 작용이 일어나는데, 이 공정이 잘 안 돌아가면 체내 독성 물질인 암모니아가 쌓이게 된다.

요소 회로에 필수 물질로 사용되는 아미노산이 바로 L-아르기닌과 오르니틴Ornithine, 아스파르트산Aspartic acid이다. 그래서 간 기능이 저하된 환자에게 L-아르기닌이 들어간 약을 처방하고, 시중에 판매되는 간 영양제에도 L-아르기닌이 들어간 제품이 많다.

요소 회로를 위해서는 L-아르기닌을 1일 5,000~6,000mg 복용하기를 권한다.


## 간에 낀 지방을 씻겨내 주는 비누, 레시틴

⬦ ⬦ ⬦


레시틴은 달걀이나 콩 안에 많이 있는 인지질 성분으로 세포막의 구성 성분 중 하나다. 레시틴은 지방을 씻어내는 비누 같은 역할을 한다. 레시틴은 기름과 친한 지용성 부분, 물과 친한 수용성

부분을 함께 가지고 있어서 기름을 만나면 기름을 둘러싸서 물에 잘 녹는 미셀Micelle 구조를 만든다. 그래서 레시틴은 고지혈증에도 도움이 되는 영양소다. 간에 낀 지방을 에너지 대사를 통해 제거해준다.

레시틴은 여러 종류가 있는데 대표적으로 포스파티딜콜린, 포스파티딜세린Phosphatidylserine, 포스파티딜이노시톨Phosphatidylinositol이 있다. 간과 담낭에 도움이 되는 영양제를 선택할 때는 포스파티딜콜린 함량이 높은 제품이 좋다. 앞서 말했듯이 포스파티딜코린과 담즙산염의 양이 많아야 이상적인 담즙이기 때문이다.

레시틴은 콩에서 추출하는 대두 레시틴과 달걀노른자에서 추출한 난황 레시틴, 해바라기에서 추출한 해바라기 레시틴이 있다. 난황 레시틴이 대두 레시틴, 해바라기 레시틴보다 포스파티딜콜린 비율이 6배 정도 높지만, 가격은 대두 레시틴이 더 저렴하다. 포스파티딜콜린은 그 자체가 콜레스테롤을 운반해주는 형태인 지질단백질의 원료가 되기 때문에, 콜레스테롤이 잘 대사될 수 있게 해준다.

레시틴은 담즙산염 구성에도 중요하다. 레시틴, 특히 포스파티딜콜린 함량이 높고 콜레스테롤 함량이 낮아야 좋은 담즙산염으로, 담즙 배출이 잘 된다.

레시틴은 보통 1일 5~10g 복용해야 간 기능이나 혈중 콜레스테롤 개선에 효과가 있다. 레시틴을 복용할 때 실리마린이나 커큐민 Curcumine[*]을 함께 복용하는 게 좋다. 레시틴은 흡수율이 낮은 다른 성분을 감싸서 흡수율을 높여주는 작용을 하기 때문에 실리마린이나 커큐민을 레시틴과 함께 먹으면 흡수율이 훨씬 더 높아진다.

---

[*] 국립국어원에는 '쿠르쿠민'으로 등재되어 있다.

# 담낭 제거 수술을 받은 후
# 어떻게 먹어야 할까?

♥ **환자** "약사님 제가 저번에 담낭 제거 수술을 받았는데요, 그때부터

소화가 잘 안 되는데 어떻게 해야 할까요?"

담낭 제거 수술은 한국인이 많이 하는 수술 중 5위에 들 만큼
흔한 수술이다. 보통 담낭에 담석이 생기는 담석증이 담낭 제거
수술의 주된 원인이며, 요즘은 복강경으로 수술을 진행하기 때문
에 비교적 간단하고 안전한 수술이 되었다. 담낭을 제거하더라도
담즙은 간에서 생성되기에 일상생활에 큰 지장은 없다.

그러나 많은 환자가 담낭 제거 수술을 받은 후에 소화 불량이

나 복통, 메스꺼움, 변이 무른 증상을 호소한다. 그 이유는 간에서 만들어지는 담즙은 담낭에 쌓이며 10배 정도 농축되는데, 담낭이 제거되면서 소화 효소 특히 지방을 소화하는 능력이 많이 떨어지기 때문이다.

그렇다면 담낭 제거 수술을 한 환자는 어떤 식단을 해야 좋을까? 가장 먼저 할 일은 식단에서 지방을 줄이는 것이다. 담낭 제거 수술을 받은 환자는 지방 소화 능력이 현저히 떨어지기 때문에, 치즈 같은 유제품이나 고기처럼 지방이 많은 음식 섭취를 줄여야 한다. 대신 신선한 야채와 과일은 비중을 늘리는 게 좋다. 담낭 제거 수술 후에는 지방 유화가 안 되면서 변이 물러지거나 변비가 생기기도 하므로, 통곡물이나 채소 같은 불용성 섬유질을 5g 정도 더 섭취해주면 좋다. 아울러 소화 효소가 들어 있는 영양제를 따로 복용하면 소화가 잘 안 되는 증상을 개선하는 데 도움을 받을 수 있다.

# PART 7

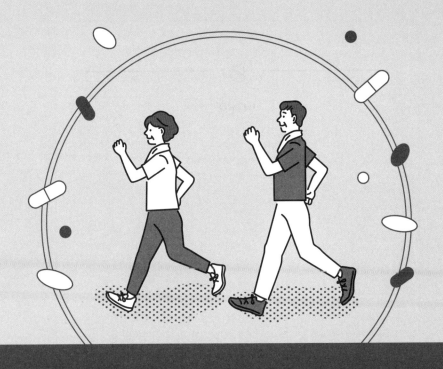

# 섭식의 시작점,
# 위와 식도

## INTRO

만성적인 소화 불량을 호소하시며 필자의 약국에 찾아오신 한 어르신은 오랫동안 관절염을 앓고 계셨다. 집 근처 정형외과를 꾸준히 다니시면서 오랫동안 소염 진통제를 처방받으셨기 때문에 어르신은 필자 약국의 단골 손님이셨다.

소화 불량을 호소하시는 어르신과 상담 중에, 순간 병원에서 처방받아 드시는 약들 사이에서 위장약이 눈에 들어왔다. 정형외과에서 가장 많이 처방하는 약은 단연코 염증과 통증에 사용하는 '소염 진통제'인데, 보통 위장약과 같이 처방한다.

소염 진통제로 많이 쓰이는 비스테로이드성 소염 진통제NSAID(Nonsteroidal Antiinflammatory Drugs)는 효과적이고 대중적으로 많이 사용되는 약이지만, 치명적인 부작용이 있다. 바로 위 점막을 생성하고 유지하는 효소를 함께 억제한다. 그래서 정형외과에서 오랫동안 소염 진통제를 처방받아 드신 어르신 대부분은 위궤양과 위염 증상을 호소하신다. 혹시나 해서 어르신께 위염 증상은 없으신지 여쭈어보았다.

➕ **약사** "어르신, 혹시 위는 괜찮으세요? 위가 안 좋으면 장도 안 좋은 경우가 많거든요."

❤️ **환자** "잉? 어떻게 알았어? 이상하게 아침에 일어나면 속이 그렇게 쓰려. 잘 먹지도 못하는데"

➕ **약사** "음, 그럼 위가 안 좋으셔서 장이 안 좋을 수 있어요. 위에서 소화가 잘 되어야 장에서도 소화가 잘 되거든

요. 위장약을 오래 드시면 위가 한여름의 논바닥처럼 말라서 쩍쩍 갈라지거든요. 그러면 위가 너무 말라서 제 역할을 못 하면 소화가 안 되겠죠? 그럼 아래쪽에 있는 장도 소화를 잘 못 하겠죠. 그래서 소화가 잘 안 되고, 가스도 잘 차는 거예요."

어느 순간부터 관절염약, 혈압약, 당뇨약같이 장기간 복용해야 하는 약에 위장약이 당연하게 처방되기 시작했다. 약 복용 시 속이 쓰리고 아픈 증상이 있을 때만 제한적으로 들어가야 하는데, 이제는 아무렇지 않게 들어가는 점이 안타깝다. 최근 들어 장기간 약을 복용하신 어르신 중심으로 '위산 저하증' 환자가 많아지는 이유는, 이런 위장약이 남용되기 때문이다. 속 쓰리지 말라고 위를 물 없는 논바닥으로 만들어버렸으니, 평소 밥 먹은 뒤 위가 제대로 제 할 일을 수행할까?

➕ **약사** "위와 장이 촉촉하고 건강해야 소화도 잘되거든요.

제가 위를 촉촉하게 해주는 영양제를 드릴 테니 한번 드셔보세요."

필자는 어르신께 증상 개선에 도움이 되는 영양제 2종을 권해드렸다. 아울러 어르신이 처방받아 드시는 약에서 위장약 2종은 일단 뺀 뒤, 혹시 나중에 속이 아프시거나 불편하시면 다시 드시라고 말씀드렸다. 그렇게 위장약 복용을 최대한 줄이면서 필자가 권해드린 영양제를 복용하신 아버님께서, 1개월 뒤 다시 약국에 오셨다.

💙 **환자** "약사님, 저번에 준 약 좀 더 주세요. 확실히 요즘은 소화도 잘 되고 가스도 덜 차고 있어요. 비싼 유산균 먹어도 효과가 없었는데, 약사님 만나서 정말 다행입니다."

# 당신의 소화력은
# 안녕하십니까?

우리는 살기 위해 끊임없이 무언가를 먹는다. 우리가 섭취한 영양분은 신체의 에너지원이 되기도 하고 우리 몸에서 만들지 못하는 영양소를 보충해주기도 한다. 이런 영양소들은 몸을 구성하는 세포를 만드는 재료가 되기도 하고, 특정 효소가 작동하기 위한 부품이 되기도 한다. '내가 먹는 음식이 나를 만든다'는 '약식동원藥食同源*'이라는 말이 있듯이, '잘 먹는다'라는 것은 한 생명의 건강

---

＊ 약과 음식의 근원은 하나라는 의미로 토종 동식물이나 향토 먹거리가 건강, 환경에 좋다는 사고방식을 말한다.

이 '잘 유지된다'는 것을 의미한다.

건강을 위해 몸에 좋은 음식을 챙겨 먹는 것만큼 중요한 게 있다. 바로 잘 '소화'하는 것이다. 1000년 묵은 산삼을 매일 먹어도 몸에서 제대로 소화되지 못해 흡수되지 않으면, 건강에 아무런 도움이 안 된다. 자연이 우리에게 주는 선물을 온전히 받아들이고 건강한 삶을 살기 위해서는 잘 소화하는 게 중요하다.

섭생의 시작은 음식이 입안으로 들어가며 시작한다. 치아는 각자의 역할에 따라 음식을 잘게 토막내며 다진다. 우리가 음식을 먹으면서 맛과 식감, 즐거움을 느끼는 것은 긴 소화의 여정 중에서 입안에 있는 찰나의 순간뿐이다. 음식이 잘게 다져지고 식도로 넘어간 이후에는 우리의 의지와는 상관없는 미지의 영역으로 넘어간다. 그래서 소화의 진정한 시작은 식도와 위라고 할 수 있다.

소화는 여러 가지 공정을 거친다. 강산으로 웬만한 이물질과 세균은 다 녹여버리는 위를 지나서, 소화샘에서 분비하는 소화 효소들에 의해 분해된다. 걸쭉한 죽 상태로 변한 음식물은 소장에서 수분이 빠져나가고, 꿀렁거리는 위장관근육을 타고 항문을 향해가는 일련의 과정을 거친다. 이런 과정 중에 하나라도 잘못되면 소화를 하는 데 불편함을 겪게 된다. 즉 소화 과정의 첫 번째 단계가 이루어지는 위와 식도에 문제가 생긴다면 이어지는 일련의 소화 과정도 연쇄적으로 문제가 생긴다. 그러므로 위와 식도는 중요한 기관이라 할 수 있다.

'나이가 드니 입맛이 떨어진다'고 말씀하시는 어르신이 많다. 입맛이 떨어지는 증상을 자연스러운 노화 증상 중 하나로 여기기도 한다. 하지만 엄밀히 말하면 나이가 들어서 입맛이 떨어지는 게 아니라 소화 기능이 떨어져서 입맛이 떨어지는 것이다. 실제로 나이가 들수록 소화 기능이 약해지는 경우가 많다. 소화 기능이 떨어지니 식사를 해도 불편함을 느끼고 위장 운동이 잘 안 되어 가스가 차거나 대변을 보기 힘들어진다. 그러면 자연스레 식사량이 줄어든다. 식사량이 줄면 양질의 영양소가 체내에 흡수되지 못하기 때문에 몸은 약해지고, 이는 또다시 위장 기능의 약화라는 악순환으로 이어진다.

나이가 들수록 우리 몸에서는 영양소가 쉽게 배출되고 흡수가 안 된다. 반면 양질의 영양소를 흡수해야 하는 필요성은 더더욱 높아진다. 따라서 나이가 들수록 건강하기 위해서는 근력, 면역력만큼이나 중요한 게 바로 '소화력'이다.

# 식도의 괄약근이 제대로 작동하지 않는 위 역류성 식도염

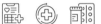

입에 넣은 음식이 제일 처음 지나는 기관은 바로 '식도'다. 식도는 길이는 약 25cm에 굵기는 2cm 정도 되는 작은 관이다. 음식물이 식도에 머무는 시간은 매우 짧다. 음식물이 식도를 지나 위로 넘어가는 시간은 대략 9초이며, 물 같은 액체는 1~2초면 위로 넘어간다.

하지만 식도는 단순한 관이 아니다. 식도는 점막층, 근육층, 외막으로 되어 있는데, 그중 근육층은 스스로 꿀렁거리는 운동을 하며 음식물을 위胃 쪽으로 밀어 보낸다. 물구나무서기를 하고 음식을 먹어본 적이 있는가? 중력 때문에 음식물이 입 밖으로 쏟아질

거 같지만 한번 시도해보면 아무 문제 없이 물구나무를 서고도 음식을 먹을 수 있다는 사실을 알 수 있다. 음식물이 아래로 쏟아지지 않는 이유는 식도의 연동 운동 덕분이다.

# 위 역류성 식도염이란?

위와 식도의 경계, 즉 식도의 끝에는 항문처럼 평소에는 입구를 꽉 조이고 있는 괄약근이 있다. 식도의 끝에 괄약근이 있는 이유는 위에 있는 위산이 역류하는 것을 막기 위해서다.

위산은 산성도가 1~2pH 정도의 강산으로 웬만한 세균과 이물질을 녹여서 없앨 수 있다. 위산은 피부에 닿으면 화상을 입을 정도로 강한데, 다행히도 위에서는 이런 강한 위산을 중화시키는 물질이 분비되어서 위 점막을 보호한다.

그러나 식도는 그렇지 않다. 괄약근이 위산이 식도로 역류해 식도세포를 손상하는 것을 막아준다. 만약 괄약근이 약해지거나 위산이 과도하게 분비되어 식도로 위산이 올라오면 식도세포가 손상되서 통증을 느끼는데, 이를 '위 역류성 식도염'이라 한다.

위 역류성 식도염 증상은 여러 가지가 있지만, 가장 대표적인 증상은 '가슴 부위의 통증'이다. 이 외에도 속이 더부룩하고 소화가 잘 안 되고, 입 냄새가 심해지는 증상도 있다. 식도 부위가 손상되어 기침하기도 하는데 기침을 오래 해서 감기인 줄 알고 병원을 찾았다가 위 역류성 식도염 진단을 받고 어리둥절한 환자도 많다.

위 역류성 식도염은 현대인들에게는 익숙한 질병이다. 한국 성인 10명 중 1명은 위 역류성 식도염을 앓고 있다. 건강보험심사평가원에 따르면, 위 역류성 식도염 환자 수는 2017년 약 285만 명에서 2022년 약 490만 명으로, 2010년부터 환자 수가 꾸준히 증가하고 있다.

위 역류성 식도염은 원래 40~50대에 많이 나타나는 질병이다. 2018년 건강보험심사평가원의 자료에 따르면, 연령대별로 위 역류성 식도염 환자의 연령대별 비율은 2018년 기준 20대 7.5%, 30대 13%, 40대 15.7%, 50대 22.7%, 60대 20.8%, 70대 13.4%, 80대 4.3%로, 40~60대에 많이 증가한다.

그러나 최근 젊은 위 역류성 식도염 환자 수가 빠르게 늘고 있다. 건강보험심사평가원에 따르면 2015년부터 2019년까지 위 역류성 식도염 환자 수 증가율이 30대가 11%로, 50대의 증가율

10%를 제쳤다. 이는 위 역류성 식도염의 원인이 단순 노화라기보다 생활습관과 식습관의 영향이 크다는 점을 알 수 있다.

위 역류성 식도염을 유발하고 악화하는 생활습관과 식습관은 여러 가지가 있지만, 가장 안 좋은 습관은 '야식 먹기'와 '식사 후 바로 눕기' 그리고 '카페인 섭취'다. 대다수의 젊은 위 역류성 식도염 환자가 위 세 가지 습관을 가지고 있다. 그래서 필자는 위 역류성 식도염 환자에게 반드시 세 가지를 지키라고 한다. '잠자리에 들기 전까지 식사 마치기' '잘 때 상체를 15도 정도 높여서 자기' '커피, 홍차, 오렌지 주스 줄이기'다. 이 세 가지만 지켜도 위 역류성 식도염은 훨씬 개선된다.

## 위 역류성 식도염이 생기는 과정

*❀ ❧ ❀*

'위산이 많아서 위 역류성 식도염이 생기는 거 아닌가요?'라고 반문하는 사람도 있을 것이다. 과도한 위산 분비로 생기기도 하지만, 위 역류성 식도염이 생기는 가장 큰 이유는 식도의 괄약근이 제대로 작동하지 않기 때문이다.

소화 기능이 떨어지는 50~60대 환자는 위산 분비 능력이 떨어지고, 위장약의 장기간 복용으로 위산이 과다한 경우는 드물다. 위산이 부족하면 위에서는 가스트린Gastrin이라는 호르몬을 분비한다. 가스트린은 '음식물이 들어올 때 준비하는 호르몬'이다. 위산의 산성도를 낮추어서 음식물을 분해할 준비를 하고 위장 운동을 촉진한다. 그리고 식도 괄약근을 느슨하게 해 음식물을 받아들일 준비를 한다. 위산 저하증 환자라면 위산이 부족하므로 위는 위산 분비를 촉진하기 위해 가스트린을 끊임없이 분비한다. 하지만 위는 위산 분비 능력이 떨어지기 때문에 분비되는 위산의 양이 부족하고 위는 끊임없이 가스트린 호르몬을 분비시킨다. 설상가상으로 가스트린은 괄약근을 이완시킨다. 그러면 괄약근은 계속 느슨해져서 결국 위 역류성 식도염이 생긴다.

위와 식도는 특이하게 서로 붙어 있는 기관이지만 기관 간의 차이가 극명하다. 위세포는 기다란 구조의 원주상피세포이며, 식도세포는 평평한 편평상피세포다. 그런데 위 역류성 식도염을 자주 앓게 되면 식도세포가 점점 위세포와 비슷한 형태로 바뀐다. 위의 환경에 적응하는 셈이다. 이렇게 식도세포가 위세포 형태인 원주상피세포로 변한 식도를 '바렛Barrett 식도'라고 한다. 위 역류성 식도염 환자 중 5~15%에게 바렛식도가 나타난다. 이렇게 세포가 변하는 현상을 '세포 이형성'이라 하는데 이는 암 발병의 전조 증상이다. 세포 이형성 과정을 통해 바렛 식도는 식도선암[*]으로 발전한다. 평소 위 역류성 식도염을 자주 앓았다면 식도선암을 주의해야 한다.

---

[*] 식도암은 암의 조직형에 따라 편평상피세포암과 식도선암으로 나뉜다. 그중 식도선암은 바렛식도와 관련되어 발생하는 암이다.

# 위장약 과잉 처방의 부작용, 위산 저하증

## 위산 저하증의
## 원인

과거에는 위 질환 원인은 위산분비가 과다해서 생기는 '위산 과다 증'이 주원인이라 생각했다. 하지만 PPI 같은 강력한 위산 분비 억제제가 등장하고, 위장약 장기 사용과 노화로 위산 분비 능력이 저하된 환자가 많아지면서 위산 저하증 환자가 많아지고 있다.

위 역류성 식도염 환자에게 병원에서 가장 많이 처방해주는 약은 PPI다. 처방받은 약 성분 이름이 '프라졸'로 끝나는 약이면 PPI다. 이전에는 시메티딘Cimetidine, 파모티딘Famotidine 같은 H2 차단제를 많이 썼는데, PPI가 혜성처럼 등장하면서 굉장히 빨리 위 역류성 식도염 치료제로 자리 잡았다. 이 약은 위산 분비를 줄여주며 이전 약물보다 효과도 빠르고 강하다고 알려져 있다.

문제는 이 약이 '비가역적'으로 위산 분비를 차단한다는 점이다. 여기서 비가역적이란 말은 '돌이킬 수 없다'라는 뜻이다. 한번 약이 위산을 분비하는 세포를 억제하면, 반영구적으로 세포의 작동을 멈춘다. 복용하는 순간 당장은 효과가 좋지만, 장기적으로 보았을 때 위산 분비를 과도하게 줄이는 부작용이 있다. 그래서 PPI를 장기간 복용하면 위에서 위산을 분비하는 벽세포가 위축되고 내강으로 돌출되며, 조직의 변화를 유발하거나 용종이 생기기도 한다. 특히 나이가 많으신 50~60대 환자의 위 역류성 식도염은 오히려 '위산이 부족'해서 생기는 경우가 많다. 위장약을 오랫동안 먹은 환자라면 더욱 주의해야 한다.

위산 저하증은 앞서 말한 대로 노화로 자연스럽게 위산 분비가 줄거나, PPI 같은 위장약을 오랫동안 사용해서 생기는 경우가 많지만, 헬리코박터 파일로리Helicobacter pylori 때문에 위산을 분비하는 벽세포 수가 줄어드는 '만성 위축성 위염'도 주요 원인이다.

# 위산 저하증의
# 증상

⋰ ⋱ ⋰

위산 저하증의 증상은 다양하다. 식사 후 트림이 나고, 식사 1시간 이내에 장에 가스가 차거나 위가 팽만하기도 하다. 식사 후 메스꺼움과 구취가 생기기도 한다. 위산은 미네랄 영양소를 흡수할 때 반드시 필요한데, 위산 저하증이 심하면 철분과 아연 등 미네랄이 흡수가 안 되기 때문에 미네랄 결핍 증상이 나타나기도 한다. 소화 장애로 가스와 부패균이 면역 반응을 일으켜 피부 발진이나 직장 주변 가려움증이 생기기도 한다.

# 위산 과다증과 위산 저하증의
# 구분 방법

⋰ ⋱ ⋰

위산 과다증과 위산 저하증은 모두 속이 쓰린 증상이 있다. 그렇다면 이 둘을 구분하는 방법이 있을까? 만약 식사 전에 속이 쓰리면 위산 과다증, 식사 후에 속이 쓰리다면 위산 저하증을 의심할 수 있다. 위산이 역류할 때 신물이 올라온다면 위산 과다증, 쓴 물이 올라오면 위산 저하증으로 구분하기도 한다. 베이킹소다를 물에 타서 마셔보는 방법도 있다. 커피잔의 2/3 정도 되는 양의 물에 베이킹소다 1/3스푼을 타서 마시고 트림이 나오는 시간을 측정해본다. 베이킹소다가 위산과 만나면 이산화탄소가 생성되어 트림이 나오는데, 위산이 부족하면 트림이 나오는 시간이 오래 걸린다. 그러므로 트림이 3분 이내에 나온다면 정상, 3분 이상 걸린다면 위산 저하증을 의심해볼 수 있다.

# 위산 저하증이라면
# 챙겨야 할 영양소

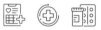

## 위 점막의 지원군,
## 철분

그렇다면 위산 저하증을 개선하기 위해서는 어떤 영양소가 필요할까? 가장 먼저 챙겨야 할 영양소는 바로 '철분'이다. 위산 저하증으로 위 내부의 산성도가 낮아지면 미네랄, 그중에서도 철분의 흡수율이 떨어지게 된다. 그래서 위산 저하증이 오래되면 '철분 결핍성 빈혈'이 생긴다. 한국인의 빈혈 환자 중 철분 결핍성 빈혈 환자가 가장 많다.

- ♥ **환자** "약사님, 저희 딸이 빈혈이 심해요. 보세요. 피부가 새하얗고 팔다리도 차가워요."
- ➕ **약사** "그러네요. 식사는 잘하세요? 음식을 먹을 때 소화가 잘 안 되실 것 같은데요."
- ♥ **환자** "어머, 어떻게 아셨어요? 식욕은 있는데 먹으면 항상 더부룩하다고 말해요. 소화를 잘 못 하더라고요."

그동안 필자가 상담한 철분 결핍성 빈혈 환자 중 '위산 저하증'을 가진 환자가 많았다. 철분은 혈액의 구성 성분인 헤모글로빈Hemoglobin의 중심축을 담당한다. 그래서 철분이 부족하다는 것은 곧 혈액이 부족함을 의미한다. 한의학에서 혈액은 '진액 생성'을 담당한다. 혈액이 각종 분비샘에 산소와 영양소를 공급하며 필요한 진액이나 분비물을 생성하도록한다. 특히 위산을 분비하는 위에 혈액 공급이 부족해지면 위산이 충분히 생성되지 못하게 되고, 이는 다시 위에서 철 흡수가 안 되는 악순환에 빠진다.

위산 분비 과정을 자세히 살펴보자. 위산은 위에 있는 벽세포에서 분비되는데, 벽세포에 있는 프로톤 펌프Proton pump(양성자 펌프)라 불리는 펌프에서 산을 내보낸다. 전자가 펌프로 전달되면서 프로톤 펌프가 작동하는데, 이때 철-황 클러스터Iron-Sulfur cluster라는 구조를 통과해야 한다. 일종의 펌프를 작동하기 위한 열쇠 역할을 한다. 따라서 정상적인 위산 분비에 철분이 반드시 필요하다. PPI는 이 프로톤 펌프를 틀어막아서 위산의 분비를 막는다. 위산 분비가 억제되고 위의 산성도가 높아지면 철분의 흡수가 떨어지기 때문에 철분제를 반드시 복용해야 위의 위산 분비 기능을 정상화할 수 있다.

## 비헴철 제형

시중에서 판매되고 있는 철분제는 헴 철Heme iron과 비헴철Nonheme iron 제형이 있다. 그리고 비헴철은 2가 철, 3가 철이 있다. 2가 철의 장점은 가격이 싸서 경제적 부담 없이 복용할 수 있다. 그러나 위장 장애가 심하고 흡수율이 떨어진다는 단점이 있다. 2가 철을 먹은 환자의 25%는 소화 불량, 변비, 오심, 구토 같은 위장 장애를 겪는다. 또한 2가 철은 그 자체가 위 점막을 자극하기 때문에 위산 저하증 환자에게는 권하지 않는다. 반면 3가 철은 위 점막 자극이 적다. 그러나 흡수율이 5~10%의 낮은 수준으로 2가 철과 비슷하게 높지 않다.

## 헴철 제형

가장 추천하는 철분제 제형은 바로 헴철 제형이다. 헴철은 우리가 먹는 붉은 고기에 많이 들어 있는 철분 형태이면서, 신체가 철분을 흡수할 때 만들어지는 형태다. 그래서 흡수율이 30~35%로, 5~10%인 2가 철, 3가 철보다 굉장히 높다.

필자가 환자들에게 영양제를 조합해줄 때 가장 까다롭다고 느낀 영양제가 바로 철분제였다. 특히 위장이 약한 환자가 2가 철, 3가 철 복용 후에 위장 장애를 호소해서 치료 효과를 얻기가 힘들었다. 그래서 필자는 위장 장애 환자에게는 가능한 한 흡수율이 높은 헴철이면서 소화도 잘되는 '액상 형태'의 철분제를 권한다. 물론 가격은 비싸지만, 부작용이 적으면서도 효과가 극적으로 나타났다.

철분제는 혈액과 관련이 있어서, 많은 사람이 '생리를 하는 가임기 여성'이나 '임산부'나 먹는 영양제로 생각한다. 그러나 필요하다면 남녀노소를 불문하고 철분제를 복용해야 한다.

남성은 1일 10mg, 여성은 16mg 정도 철분 복용을 추천한다.

# 위산 분비를 촉진하는
# 베타인 염산과 펩신

∅ ❦ ∅

베타인 염산Betaine hydrochloric acid은 곡물이나 비트 같은 식물에서 추출하는 성분이다. 이름에 '염산'이 붙어 있는 것처럼 알 수 있듯이, 위산이 부족한 위에 직접 산성 성분을 보충해주는 방식으로 작동한다. 따라서 위산 저하증 환자가 베타인 염산을 복용하면, 1시간 이내에 효과를 보인다.

위가 소화 과정에서 하는 가장 중요한 역할은 단백질 분해다. 그리고 단백질을 분해하는 위의 소화 효소는 펩신Pepsin이 담당한다.

그런데 위도 근육이고 단백질인데 어째서 소화되지 않고 멀쩡할까? 그 이유는 다행히도 펩신은 비활성화된 상태인 펩시노겐Pepsinogen으로 분비되기 때문이다. 펩시노겐이 위의 염산과 만나면 그제서야 단백질을 분해할 수 있는 펩신으로 전환되기 때문에, 위에 산성 성분을 보충해주는 베타인 염산은 펩신 활성화와 위의 소화 작용에 도움이 될 수 있다.

아직 관련 연구 결과가 많지 않지만 한 연구 결과를 소개하자면, 위산 수치가 낮은 6명을 대상으로 베타인 염산을 1,500mg 복

용했을 때 위의 산성도가 증가했다는 연구 결과가 있다.[1]

위산 저하증이 의심된다면 복용해볼 만하니 베타인 염산뿐만 아니라 펩신도 함께 들어 있는 제품 복용을 권한다. 보통 1알당 베타인 염산 650mg에 펩신이 100mg 정도 들어 있다. 소화 효소제이기 때문에 식후에 복용하는 게 좋고 1일 3회 복용한다.

# 위 점막이 손상받아 생긴
# 여러가지 위질환

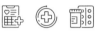

위세포는 다른 기관의 세포보다 유달리 재생력이 뛰어나다. 재생 기간이 간세포가 2개월, 뼈세포가 10년, 피부세포가 2~3개월, 적혈구가 4개월인데 반해, 위세포는 새로운 세포로 교체되는 데 2~3일밖에 걸리지 않는다. 그래서 우리가 맵고 짠 음식을 먹고 위염을 앓아도 조금만 시간이 지나면 회복된다.

위에서는 단백질을 분해하는 펩신이란 소화 효소를 분비하고 강산인 위산이 분비된다. 산성도가 높은 위산은 음식물을 분해하고 외부 이물질과 세균을 박멸한다. 위산은 위의 벽세포에서 분비되는데, 하루에만 약 2ℓ가 분비된다. 높은 산성도 때문에 술을 많이 먹고 구토하거나 위산이 역류하면, 목구멍이 따끔따끔한 기분을 느낄 수 있다.

그런데 대체 위는 어떻게 녹지도 않고 위산을 보관하고 있는 걸까? 다행히도 위 점막에는 위산을 중화시키는 위 점막 보호 물질이 생성되어 위 점막을 보호한다.


## 위 점막이
## 자극되면?

### 위염

그러나 위산 분비가 많거나 위벽을 보호하는 위 점막 보호 물질의 균형이 깨지면 위 점막은 자극을 받기 시작한다. 이를 '위염'이라고 한다. 위산 과다로 가장 많이 생기는 질병이 위염이다. 우리가 위내시경을 할 때 가장 많이 발견되는 질병 중 하나이기도 하다.

위염은 위산으로 위 점막이 손상된 상태를 말하는데, 위 점막의 위쪽만 손상된 상태를 '미란성 위염', 위 점막 아래쪽까지 손상된 상태를 '위궤양'이라 한다. 급성 위염은 증상이 지속되는 기간

이 짧다. 그리고 식습관을 교정하고 약을 복용하면 손상된 위세포
는 금방 정상세포로 교체된다.

## 위축성 위염

문제는 위염이 여러 차례 반복되거나 3~6개월 이상 지속되면 '만
성 위염'이 된다. 만성 위염이 생기면 위산이 위 표면의 점막 아랫
부분까지 녹여버린다. 그래서 점막 아래의 혈관이 보일 정도로
위 점막이 얇아지는데 이를 '위축성 위염'이라 부른다.

한국의료재단의 자료에 따르면 위축성 위염은 연령대가 높아
질수록 발병률이 높아진다. 2020년 기준으로 위축성 위염 전체
환자 중 40대가 38%, 50대가 28%를 차지하며, 40~50대를 기점
으로 매우 증가한다. 그뿐만 아니라 전국적으로 성인 10명 중 1명
은 '위축성 위염'을 가지고 있다고 한다.

## 화생성 위염

위세포가 오랜 손상과 재생을 반복하게 되면, 앞서 말한 바렛 식
도처럼 위세포 역시 원래의 세포 형태를 잃어버리게 된다. 이를
'화생성 위염'이라 하는데, 위세포가 변형되어 소장, 대장세포의
형태로 바뀐다. 화생성 위염 환자의 위를 내시경으로 보면, 정상

인 위처럼 표면이 미끌미끌하고 매끈하지 않고 거칠고 울퉁불퉁하다.

안타깝게도 한국인 중 성인의 20~30%가 이미 화생성 위염을 가지고 있다고 추측되며, 화생성 위염은 15~20년 후 위암으로 발전할 가능성이 매우 크다. 한국에 유독 위암 환자가 많은 이유다.

# 위 점막이 손상되었다면
# 챙겨야 할 영양소

## 위 점막을 강화하는 영양소 ①
## - DGL

'약방에 감초'라는 말이 있다. 어디에도 빠지지 않을 만큼 다재다
능한 사람이나 물건을 지칭하는 말이다. 그만큼 감초는 동서양을
통틀어서 다양한 치료에 오랫동안 사용되어온 약물이다. 감기부
터 간질환, 가래 제거 등 다양한 질병의 치료제로 사용되었다.

DGL<sub>Deglycyrrhizinated Licorice</sub>은 감초에서 추출한 물질에서 글리시

리진Glycyrrhizin을 제거한 물질이다. 글리시리진은 감초가 단맛을 내게 하는 물질로, 항염 효과가 있어 약으로도 사용되는 성분이다. 다만 글리시리진은 혈압을 높이거나 체내 칼륨 농도를 낮추는 부작용이 있기 때문에, 감초에서 글리시리진을 제거해 DGL을 만든다.

DGL은 점막의 활동을 촉진해서 위와 장의 점액 분비를 촉진하고 점막을 강화한다. 그래서 위산 과다증, 위염, 위궤양 환자에게 많이 처방하는 영양소다. 실제 위궤양이 있는 100명의 환자를 대상으로 6~12주간 실험을 한 연구 결과를 보면, DGL을 760mg씩 1일 3회 복용한 환자군과 제산제를 복용한 환자군의 치유된 궤양 정도가 거의 비슷했다. 십이지장궤양에도 효과적이라서 4~12년간 만성적인 십이지장궤양을 앓는 환자 40명에게 DGL을 하루 3g씩 8주, 16주간 투여한 결과 40명 환자 모두 5~7일 내 상당한 증상 개선을 보였다고 한다.[2] 그만큼 위와 장궤양에 탁월한 효과를 보여주었다. 소염 진통제와 카페인을 많이 먹어서 생기는 위궤양을 예방하는 효과도 강하다고 알려져 있다.

보통 DGL 영양제 1알에 DGL이 400~500mg이 들어 있고 1일 3회 식전에 복용하기를 권한다. 부작용은 크게 없으나 1일 3,000mg 미만 복용하는 것을 권한다.

# 위 점막을 강화하는 영양소 ②
## – 아연과 L-카르노신 복합제

아연은 우리 몸에 쓰이지 않는 곳이 없는 만능 미네랄이다. 신체의 모든 기관을 통틀어 약 2,000개 이상의 효소에서 필수적인 부품으로 작용한다. 특히 어린아이의 성장, 발달, 면역력, 상처 치유에 효과가 있다고 알려져 있다.

L-카르노신L-carnosine은 포유류, 특히 심장근육과 골격근에 많이 들어 있는 아미노산으로, 두 개의 아미노산이 결합해 있는 형태다. L-카르노신은 세포막을 보호하고 활성산소가 조직을 손상시키는 것을 방어한다. 그뿐만 아니라 '위장을 메꾸는 시멘트' 역할을 한다. 위에 궤양이 생기거나 장에 미세한 틈이 생기면 장 투과성이 높아져 세균과 나쁜 물질이 장을 통과해 신체 내로 들어오는 '장 누수 현상'이 생긴다. 이때 L-카르노신은 위와 장의 점막 조직의 빈 곳을 채워서 궤양 효과를 개선하고 장 누수 현상을 개선한다.

아연과 L-카르노신 복합제는 아연과 L-카르노신을 1:1 비율로 혼합한 물질로, 위궤양 치료 및 예방에 효과적이라고 알려져 있다. 연구에 따르면 위궤양이 있는 258명에게 8주간 아연과 L-카르노신 복합제를 매일 150mg 복용하게 했을 때, 전문 의약품과 비슷하거나 더 우수한 치료 효과를 보였다고 한다.[3] 그만큼 아연과 L-카르노신 복합제는 위장 보호 효과, 위궤양에 효과가 있는 영양소다. 또한 소염 진통제로 생긴 위염이나 헬리코박터균에 대한 염증 억제 효과도 있다고 알려져 있으니, 위염이 있다면 꼭 복용하기를 추천한다.

보통 약 1알에 아연과 L-카르노신 복합체가 75mg씩 들어 있고, 1일 2회 공복에 복용하는 것이 좋다.

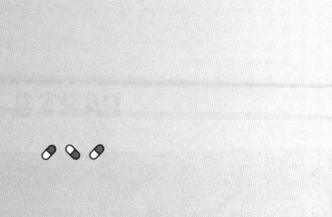

# PART 8

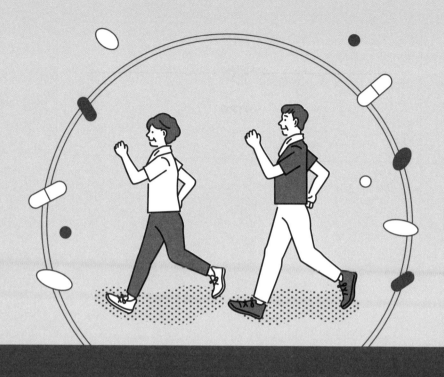

# 신체의 하수 처리 시설,
# 신장

## INTRO

한참 약국에서 영양제를 살펴보시던 어머님께서 조심스럽게 필자에게 현재 자신의 상태를 말씀하셨다.

어머님은 4년 넘게 혈압약을 드시고 계셨다. 그러던 어느 날 건강 검진에서 신장이 안 좋아졌다는 결과가 나왔고, 의사는 소견서를 써주며 큰 병원으로 가보라고 했다. 대형 병원에서 검사지와 소견서를 본 의사는 신장에 부담되는 약을 4년이나 처방받아 복용한 걸 보고 고개를 갸웃거렸다. 그리고 어머니 상태를 만성 신부전 4단계로 진단하며 여기서 더 나빠지면 투석이나 신장 이식을 해야 한다고 말했다.

어머니는 병원을 나오며 투석실에서 투석하는 환자들을 보았다. 잿빛으로 검게 변한 얼굴, 오랜 시간 바늘을 꽂고 있어서 울퉁불퉁 튀어나온 혈관, 쉴 새 없이 혈액을 빼고 넣는 모습을 보면서 아연실색했다. 한 번에 4시간이나 걸리는 투석을 매주 세 번이나 해야 한다는 의사의 말에 어머니는 곧바로 우울해지셨다.

그래도 어머니는 '신장에 좋은 영양제는 없을까? 지금이라도 챙겨 먹으면 나아지지 않을까?'라는 생각에 희망을 품고 여러 약국을 찾아갔지만 '신장이 안 좋다'는 말에 약사들은 난색을 보였다고 한다. 신장이 좋지 않은 환자가 신장에 좋은 영양제를 복용했을 때 몸속에 들어간 영양 성분이 배출이 안 되면 오히려 문제가 될 수 있다는 게 이유였다.

하지만 이는 잘못된 사실이다. 사실 필자도 초보 약사 시절에는 만성 신부전 환자들에게 영양제를 권하지 않았다. 배출이 잘 되지 않으니 복용할 수 있는 영양제의 종류와 양은 제한적이라 생각했고, 어떤 부작용이 일어날지 모르기 때문에 선뜻 권하기 두려웠다. 어머님 역시 여러 약국에서 같은 대답을 들으며 약국들을 전전하시다 필자를 찾아오셨다. 같은 대답을 들을까 봐 많이 위축되신 상태였다.

- ➕ **약사** "어머님, 많이 놀라셨겠네요. 걱정도 많이 되실 거고요. 혈압약은 처방받으셨죠?"
- ♥ **환자** "네, 혈압약 먹으면서 혈압 관리 잘해야 신장도 나아진다고 하더라고요."
- ➕ **약사** "혈압약 잊지 마시고 잘 챙겨 드세요. 그리고 제가 드리는 이 영양제도 함께 드셔보세요. 신장 혈류를 살려서 신장을 원래대로 되돌려주는 영양제거든요. 잊지 말고 꼭 잘 챙겨 드세요. 운동이랑 식습관도 어떻게 해야 하는지 제가 알려드릴 테니까 꼭 따라 해보세요. 제가 신장 투석 안 해도 되게 해드릴게요."

6개월 후 어머님께서 다시 약국에 찾아오셨다. 처음 오셨을 때 모습은 온데간데없이 안색이 훨씬 밝아지셨다.

❤ **환자** "약사님! 고맙습니다. 오늘 수치를 쟀는데 많이 좋아졌다고 투석 안 해도 된다고 하네요."

의료인이 전문직이라 해도 모든 의료인이 완벽하지 않다. 매일 새롭게 바뀌는 의학 정보와 새로 나오는 약들의 효능과 부작용들은 조금만 방심해도 시대에 뒤떨어진 전문가로 만든다. 안타깝게도 그 자리에 안주하고 만족해, 잘못된 약을 처방하거나 약이 없다며 환자를 돌려보내는 의료인이 많다. 모름지기 약학을 공부하는 의료 전문가라면 내가 공부한 만큼 환자를 살리고 도울 수 있는 사명감이 있어야 하는 거 아닐까? 오랜만에 하얀색 가운을 다리면서 그 책임감을 다시금 생각하게 된다.

# 알뜰살뜰한
# 신장의 여과 과정

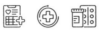

신장은 갈비뼈의 아랫부분과 척추를 중심으로 양쪽에 2개가 존재한다. 콩팥이라 불리는 것처럼 콩과 팥 모양을 닮았다. 길이는 약 10cm, 폭은 약 5cm, 두께는 약 3cm, 무게는 약 110g인 비교적 작은 기관이다.

신장은 신체의 '정수기 필터'와 같다. 정수기 필터로 더러운 물이 들어가면 필터에서 노폐물이 걸러지고 깨끗한 물이 반대쪽으로 나온다. 신장도 마찬가지다. 신장 안에는 '네프론Nephron'이라 하는 초소형 정수기들이 있다. 네프론은 0.1mm~0.2mm로 아주 작지만, 신장 1개에만 100~120만 개의 네프론이 있다. 신장으로 더

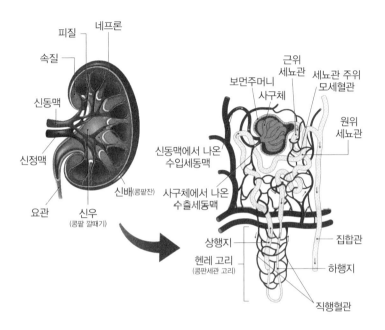

러운 혈액이 들어가면 가느다란 모세혈관들로 흩어진 뒤에 뒤이어 네프론으로 들어가는 혈관인 수입세동맥으로 더러운 혈액이 들어간다.

네프론에는 여과의 첫 단계인 사구체와 보먼주머니가 있다. 사구체는 작은 혈관들이 실타래처럼 얽혀 있는 구조로 되어 있다. 이 둥근 실타래에 혈액이 들어가면 마치 한약을 짜듯이 압력을 가한다. 그러면 건더기는 사구체에 남고 수분은 사구체를 빠져나와 보먼주머니로 이동한다. 이때 분자가 작은(대략 8nm 이하) 요소와 물, 포도당, 나트륨, 염소, 칼륨 같은 전해질이 보먼주머니로 이동하고, 분자가 큰 단백질은 원래 혈액에 남게 된다. 이때 사구체가 제대로 기능을 못 하거나 압력이 너무 세면 큰 건더기인 단백질까지 빠져나가면서 소변에서 단백질이 검출되고 이를 '단백뇨'라고 한다.

심장이 한 번 뛸 때 나오는 혈액량이 $5\ell$ 정도 되는데, 그중 4분의 1인 $1.25\ell$가 곧장 신장으로 향한다. 신동맥으로 들어간 $1.25\ell$의 혈액 중 걸러지지 않는 성분을 제외하고, 거르고 걸러서 1분에 총 125m$\ell$의 혈액이 보먼주머니를 지나간다. 이를 '사구체 여과율 GFR(Glomerular Filtration Rate)'이라 한다.

사구체 여과율은 전반적인 신장 기능 평가에 가장 좋은 지표다.* 보통 사구체 여과율이 분당 90~120m$\ell$ 이상일 때 정상으로 본다. 사구체 여과율은 만성 신부전 단계를 구분할 때도 사용되는데, 1단계는 분당 90m$\ell$ 이상인 상태, 마지막 5단계는 사구체

---

* 만성 신부전은 총 5단계로 나뉜다. 사구체 여과율이 분당 90ml 이상이면 1단계, 분당 60~89ml이면 2단계, 분당 30~59ml이면 3단계, 분당 15~29ml이면 4단계, 분당 15ml 미만이면 5단계다.

여과율이 분당 15mℓ 미만인 상태를 말한다. 그런데 뭔가 이상하다. 혈액이 1분에 125mℓ가 사구체를 지나가면, 계산상 하루에 무려 180ℓ의 소변이 배출되어야 한다. 여러분은 하루에 2ℓ짜리 페트병 90통을 채울 정도로 소변을 많이 보는가? 아마 아닐 거다. 그러면 그 많은 양의 소변은 어디로 간 걸까? 바로 보먼주머니를 지난 혈액이 세뇨관을 지나면서 일어나는 '재흡수'와 '분비'에 그 비밀이 있다. 신장은 참으로 알뜰살뜰하다. 한 번 버린 쓰레기 더미에서도 쓸만한 것이 있는지 한 번 더 찾듯이, 몸에 남아 있던 노폐물을 한 번 더 거르기도 한다.

　세뇨관을 지나는 과정에서 신체에 필요한 포도당과 아미노산, 전해질, 포도당은 재흡수되어 모세혈관으로 돌아간다. 그리고 모세혈관에 남아 있던 요소는 다시 한번 분비 과정을 거쳐 버려진다. 이 과정을 거쳐 보먼주머니를 통과한 '원뇨'는 100분의 1로 농축되어 겨우 1.8ℓ만이 우리가 아는 소변이 방광과 요도를 통해 밖으로 나오게 된다.

# 몸속 노폐물이
# 배출되지 않는 만성 신부전

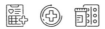

## 몸속 노폐물이
## 배출되지 않는다면?

우리 몸은 끊임없이 '대사 과정'을 거친다. 음식물을 분해해서 영양소를 흡수하고, 영양소를 다른 물질로 변환하고 옮겨서 에너지로 만든다. 그렇게 좋은 영양소를 몸에서 모조리 흡수하고 사용한 뒤에 남은 폐기물이 노폐물이다. 좋은 것을 흡수하는 것도 중요하지만 노폐물을 잘 버리는 것이 훨씬 중요하다.

신체의 노폐물에는 무엇이 있을까? 대표적으로 이산화탄소가 있다. 세포가 만든 이산화탄소는 혈액을 타고 폐로 가서 날숨으로 공기 중에 배출된다. 질소화합물도 노폐물 중 하나다. 단백질과 DNA<sub>Deoxyribonucleic Acid</sub>는 질소 원소를 가지고 있다. 질소 원소를 다루는 과정에서 질소는 요소, 요산의 형태로 우리 몸을 빠져나가는데 주로 소변의 형태로 배출된다. 또한 영양소 흡수 후 남은 물과 전해질도 소변과 땀으로 배출된다. 신장 또는 신장이라 부르는 기관은 우리 몸의 노폐물 배출을 담당하는 신체의 하수 처리장이다.

집 근처에 냄새나는 하수 처리장이 있는 것을 좋아하는 사람은 없다. 하지만 상상해보자. 매일 아침 쓰레기를 수거하는 차량이 오지 않는다면? 한여름에 음식물 쓰레기통이 비워지지 않는다면? 우리 주변 환경은 넘치는 쓰레기로 엉망진창이 될 것이다. 마찬가지로 우리 몸에서 생긴 노폐물이 배출되지 않고 몸에 계속 쌓인다면, 서서히 몸이 망가지게 된다. 그래서 노폐물을 매일매일 제거하고 여과하는 과정이 중요하다.

만성 신부전 환자는 영양제를 추천하기 버거운 이유도 이와 같은 이유다. 새로운 물건이 계속 집으로 들어오면 포장지, 물건 박스 등 쓰레기도 계속 만들어지는데, 쓰레기 처리가 곤란하니 차라리 새로운 물건을 집에 안 가져오는 게 낫다고 생각하기 때문이다. 하지만 청소기나 세제처럼 어떤 물건 중에는 쓰레기를 더 잘 처리해줄 수 있는 것도 있다. 만성 신부전 환자는 이런 영양소를 복용해야 한다.

# 만성
# 신부전이란?

◢ ◗ ◢

3개월 이상 신장이 손상되었거나 신장 기능이 감소한 상태를 만성 신부전이라고 한다. 만성 신부전의 증상은 여러 가지가 있지만 대부분 특별한 증상이 없다는 게 특징이다. 침묵의 장기인 간처럼, 신장 역시 어지간한 상태는 참고 버티다가 만성 신부전 4, 5단계가 되어서야 아픈 내색을 보이는 안쓰러운 장기다. 상태가 악화되어야 소변색이 검게 변하고, 소변 거품이 오랫동안 유지되며, 혈압이 오르면서 두통이 생긴다.

만성 신부전은 신상을 직접 치료하는 약이 아니라 만성 신부전을 일으킨 원인 질병을 치료하는 약이나 만성 신부전으로 생긴 증상을 완화해주는 약으로 치료한다. 만성 신부전의 원인은 대부분 고혈압과 당뇨병이 주요 원인이다. 질병관리청의 '일반인을 위한 만성콩팥병 바로알기'에 따르면, 만성 신부전의 원인 중 47.1%가 당뇨병, 19.6%가 고혈압 그리고 10.4%가 만성 사구체염이었다. 그래서 만성 신부전 환자 중 고혈압을 앓고 있는 환자는 혈압약을 처방받고, 당뇨병을 앓고 있는 환자는 당뇨약을 처방받는다.

신장 기능이 떨어지면 빈혈 증상이 나타나서 빈혈 치료제를 처방받기도 한다. 그뿐만 아니라 미네랄 흡수 장애가 생겨서 칼슘제를 처방받거나 체내 인산 수치가 올라가기 때문에 인산 수치를 내려주는 약을 처방받기도 한다.

그러나 만성 신부전 환자는 약물 치료를 해도 신장이 계속해서 나빠지는 경우가 많다. 따라서 만성 신부전의 주요 원인인 고혈압과 당뇨병을 치료하면서, 동시에 신장 기능을 정상화해주는 방향으로 영양 요법을 진행해야 한다. 또한 환자 스스로도 혈압과 혈당 관리를 철저하게 하고 체중 관리와 운동, 식이 요법을 잘 지키면 증상이 개선되기도 한다.

신장의 기능을 나타내는 지표인 '사구체 여과율'은 나이가 들수록 점점 낮아지는 게 정상이다. 사구체 여과율은 만 14세에 분당 120~130m$\ell$로 정점을 찍고, 나이가 들수록 1년에 분당 0.5m$\ell$씩 감소한다. 그러나 만성 신부전 환자는 1년에 최소 분당 1mℓ 이 상씩 감소하기에, 약뿐만 아니라 다양한 방법으로 신장을 지켜야 한다. 특히 만성 신부전 유병률이 30대 0.1%, 40대 0.9%, 50대 2.2%, 60대 7%, 70대 17.6%로 50~60대에 많이 증가하므로 주의 해야 한다.

# 이런 증상과 질병이 있다면
# 만성 신부전을 조심하라

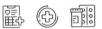

신장은 좀처럼 아픔을 드러내지 않는다. 증상이 나타나서 병원을 방문했을 때는 이미 만성 신부전 말기인 경우가 많다. 안타깝게도 만성 신부전 말기 환자 수는 계속해서 증가하고 있다. 국민건강보험공단의 자료에 따르면 만성 신부전 말기 환자 수는 2012년 5만 156명에서 2021년 7만 6,281명으로 연평균 4.8%씩 증가하는 추세다. 전체 인원 중 70대 이상이 35.1%, 60대가 29.1%, 50대가 21.4%, 50대 미만이 14.4%를 차지했다. 아주대학교병원의 신장내과 이민정, 박인휘 교수와 의료정보학과 박범희 교수, 이은영 연구원이 발표한 연구 결과에 따르면, 만성 신부

전 말기 환자 중 5.6%는 신장암으로 이어졌다.[1]

## 신장이 안 좋을 때
## 나타나는 증상

◢ ◗ ◢

그렇다면 신장이 안 좋을 때 나타나는 증상은 무엇이 있을까? 가장 잘 알 수 있는 증상은 '부종'이다. 신장의 기능이 나빠지면 수분 배출이 원활하지 않고, 체액에 물을 잡아 두는 전해질이 많아져서 몸이 많이 붓는 게 만성 신부전 환자의 공통된 특징이다. 부종은 처음에는 얼굴(특히 눈 밑 부분)에서 시작하지만, 점차 팔다리까지 이어진다. 마치 밤에 라면을 먹고 잔 것처럼 얼굴이 붓고, 양말을 신으면 양말 윗부분에 살이 튀어나올 정도로 붓는다. 만성 신부전으로 생긴 부종인지 확인해보려면 부종 부위를 손으로 눌러보면 된다. 보통 일반 피부는 손으로 누른 뒤 시간이 지나면 원상태로 돌아오지만, 만성 신부전으로 생긴 부종 부위를 손으로 누르면, 시간이 지나도 좀처럼 살이 원래대로 돌아오지 않는다. 그뿐만 아니라 심하면 배에 복수가 차기도 한다.

또 다른 증상은 바로 소변양 감소나 야뇨증이다. 밤에 소변을 보기 위해 잠에서 2~3회 깼다면 야뇨증을 의심해보자. 단, 이런 증상을 전립선질환이나 방광염으로 오해하는 경우도 있으니 주의해야 한다.

전신 피로감과 무기력도 신장이 안 좋을 때 나타나는 대표적인 만성 신부전의 증상이다. 피곤할 때 휴식을 취하면 원래대로 돌아오는 게 정상이다. 하지만 만성 신부전으로 생긴 피로감은 아무리 오랫동안 휴식을 취해도 나아지지 않는다. 또 식욕이 감소하거나 구역질을 하고 소화 불량이 생기기도 한다.

하지만 이런 증상은 다른 질병과 증상이 비슷해 구분하기 쉽지 않다. 증상으로 만성 신부전을 확신하고 대비하기는 쉽지 않지만, 만성 신부전으로 이어지는 질병은 비교적 명확하다.

## 만성 신부전을 유발하는
## 대표적인 질병

만성 신부전으로 이어지는 대표적인 질병은 당뇨병과 고혈압이다. 국민건강보험공단에 따르면 2021년 신규 만성 신부전 말기 환자 중 46.9%는 당뇨병을, 36.5%는 고혈압을, 15.3%는 둘 다 가지고 있었다. 신장 안에는 미세한 모세혈관들이 수없이 있다. 이렇게 미세한 혈관들이 많은 기관은 혈액을 끈적하게 만드는 당뇨병이나 혈관에 부하를 주는 고혈압에 취약할 수밖에 없다. 그러므로 만성 신부전 같은 신장질환은 '혈관질환'이라고 결론 내릴 수 있다. 실제로 당뇨병 환자 10명 중 4명은 시간이 지나면 신장 합병증이 생긴다. 고혈압 환자 역시 10명 중 2명도 시간이 지나면 신장 합병증을 앓게 된다. 그러므로 만성 신부전 환자는 적극적으로 기저질환인 고혈압과 당뇨병약을 처방받으며 혈압과 혈당 관리에 신경 써야 한다.

## 고혈압과 당뇨병이
## 신장을 파괴하는 기전

앞서 만성 신부전을 유발하는 대표적인 질병이 당뇨병과 고혈압이라고 말했다. 그렇다면 만성 신부전을 예방하기 위해서는 고혈압과 당뇨병이 어떻게 신장질환을 일으키는지를 알아야 한다. 그래야 어떤 영양소가 만성 신부전 예방에 도움이 되는지 알 수 있기 때문이다.

고혈압과 당뇨병이 있으면 왜 신장이 망가질까? 신장은 신체 기관 중에서도 가장 복잡한 조절 메커니즘을 가지고 있다. 그 정교함 덕분에 신장은 혈압이 높아지든 낮아지든 상관없이 사구체 여과율을 항상 분당 90~120㎖로 유지한다. 어떻게 그럴 수 있을까?

비밀은 사구체 앞뒤에 있는 '수입세동맥'과 '수출세동맥'에 있다. 신장으로 들어간 혈액은 수입세동맥 → 사구체 → 수출세동맥 순으로 지나간다. 사구체는 수입세동맥과 수출세동맥을 이용해 사구체의 압력을 일정하게 유지한다. 신장 모세혈관의 수축과 이완 작용이 신장 기능을 정상적으로 유지해주는 셈이다. 하지만 고혈압으로 신장의 혈관에 높은 압력이 장기적으로 작용하면, 서서히 사구체의 압력 조절 기능은 고장 나게 된다. 한약을 세게 쥐어 짜면 건더기가 빠져나오듯이, 이때부터 사구체는 걸러내야 할 물질을 걸러내지 못하고 보면주머니로 보내게 된다. 사구체가 파괴되면서 신장은 조금씩 망가지고 소변에 단백질이 검출되는 '단백뇨', 사구체가 점점 딱딱해지는 '사구체 경화증'이 생기며 만성 신부전으로 이어진다. 마찬가지로 당뇨병을 앓는다면 혈관에 당 기반 물질들이 혈관벽에 쌓여 원활한 혈액 순환이 힘들어지므로, 신장혈관 압력이 높아져 만성 신부전으로 이어진다.

그렇다면 만성 신부전을 예방하기 위해서는 어떻게 해야 할까? 한마디로 말하자면 '사구체의 혈압이 일정하게 유지되면서, 신장의 모세혈관으로 혈액이 잘 도는 원활한 교통 상태'가 되어야 한다. 따라서 혈액 순환을 방해하는 고혈압, 당뇨병 환자는 적절한 약을 복용해 혈압을 정상적으로 유지하면서, 동시에 사구체의 모세혈관 수축과 이완 능력에 도움을 주는 영양제를 복용해야 한다.

# 만성 신부전이라면
# 챙겨야 할 영양소

## 사구체혈관을 넓혀주는
## 오메가 3와 감마 리놀렌산

네프론 속 수입세동맥과 수출세정맥은 '모세혈관'이다. 큰 혈관과 모세혈관은 수축과 이완 방식에 차이가 있다. 큰 혈관은 이완과 수축을 하는 근육층이 따로 존재하지만, 근육층이 따로 없는 모세 혈관은 '혈관 활성 물질'에 의해 조절된다. 그리고 대표적인 혈관 이완 물질은 프로스타글란딘 E1PGE 1(Prostaglandin E1)이다.

프로스타글란딘 E1을 증가시키는 영양소를 꼽자면 단연코 감마 리놀렌산GLA(Gamma Linolenic Acid)이 으뜸이다. 오메가 3는 프로스타글란딘 E3PGE 3 물질을 만들어내는데, 이 물질 역시 혈관을 확장하고 항염 효과가 있다. 그러나 프로스타글란딘 E1이 압도적으로 혈관 확장 효과가 강하다. 항염 작용도 프로스타글란딘 E1이 20배 더 강력하다고 알려져 있다. 그래서 프로스타글란딘 E1은 음경 혈관을 확장해서 발기 부전을 치료하는 데 사용되기도 한다. 그러므로 사구체혈관을 넓혀주고자 한다면 가장 먼저 감마 리놀렌산 복용을 권한다.

감마 리놀렌산은 명확하지 않으나 1일 200mg에서 최대 3g까지 안전하게 복용 가능하다고 알려져 있다. 오메가 3는 1일 2~3g 복용을 권한다.

## 당 독소를 제거해주는
## 커큐민

⬦ ⬦ ⬦

만성 신부전의 원인 중 절반은 '당뇨병'이다. 당뇨병은 신장에 여러 악영향을 미친다. 혈액 속 당은 단백질과 결합하고 변성되어 독성을 띠는 '당 독소'가 된다. 당 독소는 혈액을 타고 돌아다니며 세포에 염증 반응을 일으키는데, 특히 모세혈관이 많은 안구나 신장에 더 큰 영향을 끼친다. 당 독소는 신장의 모세혈관을 틀어막아 사구체의 압력을 높이고, 당 독소에 오래 노출된 사구체는 높은 압력으로 터져버리게 되서 만성 신부전으로 이어진다.

이때 신체의 당 독소를 가장 효과적으로 제거할 수 있는 성분이 바로 '커큐민'이다. 커큐민은 여러 당 독소에 비가역적으로 결합한다. 즉 한번 붙으면 떨어지지 않아서, 당 독소를 영구적으로 제거한다. 또한 뛰어난 항산화 효과로 당 독소가 일으키는 여러 유해한 작용을 중화시키는 역할도 한다. 2023년 1월 〈기능성 식품 저널Journal of Functional Foods〉에 '커큐민 보충제가 신장 기능에 어떤 기능을 미치는지?'에 대한 주제로 그동안 연구되어왔던 14개의 관련 연구를 조사한 메타분석 결과가 발표되었다. 메타분석 결과 커큐민 보충제를 8주 이상 복용한 환자의 혈청 크레아티닌 Creatinine 수치, 혈액 요소 질소BUN(Blood Urea Nitrogen) 수치에 긍정적인 효과를 보여주었다. 다만 생체 이용률이 낮은 커큐민은 신장 기능은 개선하지 못했다고 한다.

커큐민은 흡수율이 상당히 낮은 영양소 중 하나다. 그러므로 오메가 3나 감마 리놀렌산 같은 지용성 영양소를 함께 복용하면 흡수율을 높일 수 있다. 앞서 언급했듯이 커큐민은 당 독소 제거 효과와 항산화 효과가 있기 때문에 당뇨병을 앓는 만성 신부전 환자라면 커큐민을 함께 복용하기를 권한다.

커큐민은 특별한 복용 기준이 없지만, 일반적으로 강황 추출물의 형태로 복용할 시 1일 500~2,000mg의 복용을 권한다.


## 사구체의 모세혈관을 뚫어주는
## 전칠삼

💊 💊 💊

사구체는 수많은 모세혈관의 집합체다. 크고 넓은 혈관 하나가 있는 구조보다 작은 모세혈관이 여러 개 있는 구조가 신장에 유리하기 때문이다. 작지만 개수가 많은 모세혈관의 넓은 단면적 덕분에 영양소나 노폐물이 원활하게 물질 교환한다. 모세혈관의 너비는 5~10μm로, 적혈구 하나가 겨우 지나갈 너비다. 그래서 나이가 들수록 모세혈관 하나하나가 막히기 시작하면서 고장 나게 된다. 하나가 고장 나는 건 큰 문제가 없지만 여러 혈관이 고장

나면 신장의 혈액 순환이 원활하지 않아, 신장이 점점 기능을 잃고 딱딱하게 굳는 '신장 경화증'이 일어난다. 따라서 신장의 건강을 위해서는 '신장 모세혈관의 혈액 순환 장애 개선'이 중요하다.

이때 막힌 모세혈관을 뚫어주고 혈액 순환을 정상적으로 돌려주는 최고의 성분이 바로 전칠삼이다. 한방 약초의 교과서라 불리는 『본초강목』에 '전칠삼은 혈 보충에 제일이고, 인삼은 기 보충에 제일이다'라고 언급되어 있다. 그만큼 몸속에 혈액을 빠르게 보충해주면서 순환시켜주는 성분이다. 실제로 만성 신부전 환자가 전칠삼을 1개월만 복용해도, 사구체 여과율이 상당히 개선되는 결과를 볼 수 있었다.

전칠삼은 특별한 복용 기준은 없다. 일반적으로 전칠삼에 함유된 사포닌 함량만으로 1일 200mg 이상 복용을 권한다.

# 만성 신부전이라면
## 식단에서 '이것'을 빼자

만성 신부전 환자라면 약 못지 않게 식단도 중요하다. 특히 신장 기능에 부담을 주는 영양소 섭취를 줄이고 노폐물의 배출을 최소화하는 식단을 해야 한다. 대표적으로 나트륨과 단백질, 인산, 칼륨은 신장에 부담을 주기 때문에 적절한 섭취량을 지켜주어야 한다.

### 🫀 나트륨

2021년 질병관리청의 '국민건강통계'에 따르면, 한국인은 하루 3,080mg 정도 나트륨을 섭취하며 짜게 먹는 경향이 있다. 만성 신부전이 있다면 나트륨 섭취량을 2,000mg 이하로 줄여야 한다.

이는 소금 5g에 해당한다. 지금보다 50% 덜 짜게 먹는다고 생각하면 된다(간을 해도 '많이 심심하다' 싶은 정도로 소금양을 줄여주는 것이 좋다). 간을 할 때 소금 대신 후추나 양파, 레몬즙으로 간을 해주면 좋다. 국 종류나 젓갈, 김치 같은 반찬은 나트륨이 많이 들어 있으니 섭취량을 줄이거나 다른 음식으로 대체하면 좋다.

## 🫀 단백질

단백질은 질소 대사를 하며 노폐물을 많이 만든다. 따라서 과한 단백질 섭취는 신장에 부담을 줄 수 있다. 만성 신부전을 앓는 환자가 저단백질 식이 조절을 하면, 일반 식사를 한 환자보다 신장질환의 진행이 늦추어진다고 알려져 있다.

보통 일반인에게는 체중 1kg당 단백질 1g 섭취를 권한다. 보디빌더같이 근력 운동을 많이 하는 사람은 1.5~2g까지 먹기도 한다. 하지만 만성 신부전 환자에게는 0.6~0.8g 섭취를 권한다(60kg 성인은 단백질 36g~48g 섭취하면 된다). 단백질을 아예 먹지 말라는 게 아니라 적은 양을 먹으라는 말이다. 닭가슴살, 붉은 고기, 생선 등에는 단백질이 많이 들어 있어서, 100g만 먹어도 단백질 일일권장량의 절반을 넘긴다. 따라서 단백질을 섭취할 때 두부, 콩류 같은 식물성 단백질로 섭취해주면 좋다.

## 💙 인산

인이 풍부한 식단은 신장에 부담이 된다. 인은 소고기, 돼지고기, 닭고기 같은 육류, 생선류, 견과류에 특히 많지만, 거의 대부분의 식품에 인이 들어 있기 때문에 인을 완벽히 배제하는 식사는 힘들다. 가공식품이나 인스턴트식품에도 맛을 내기 위해 인산염을 많이 첨가하고, 자연식품보다 가공식품의 인이 더 빨리 체내에 흡수되므로, 되도록 가공식품, 인스턴트식품 대신 자연식품으로 인을 섭취하는 게 좋다. 인 함량이 낮고 섬유질 함량 높은 음식을 선택하면 좋고, 많아도 1일 800mg 이상은 섭취하지 않는 게 좋다. 가공육보다는 살코기나 달걀을 먹고, 탄산음료 대신 과일 주스(무가당)나 차를 마시는 것이 좋다. 유제품 대신 아몬드 음료나 쌀 음료도 괜찮다. 사과, 딸기, 포도도 인이 적게 들어간 과일이므로, 만성 신부전 환자에게 추천한다.

## 💙 칼륨

만성 신부전을 앓는 사람의 신장은 칼륨을 제대로 배출하지 못한다. 그래서 만성 신부전 환자가 칼륨을 적정량 이상 섭취하면, 혈중 칼륨 수치가 높아져서 심장 박동이 불규칙해지고 근육이 약해지는 '고칼륨 혈증'을 일으킬 수 있다. 다만 만성 신부전 3단계(사구체 여과율이 분당 60m$\ell$ 미만인 상태)부터 조절하면 되고 3,000mg 이하로 섭취하면 된다. 칼륨이 많은 음식은 오렌지, 바나나, 감자, 토마토, 비트, 콩류, 양파가 있다. 칼륨이 적은 음식으로는 사과, 베리류, 포도, 복숭아, 파인애플, 아스파라거스, 브로콜리, 양배추, 콜리플라워, 오이가 있으니 이러한 음식 섭취량을 조절해야 한다.

# PART 9

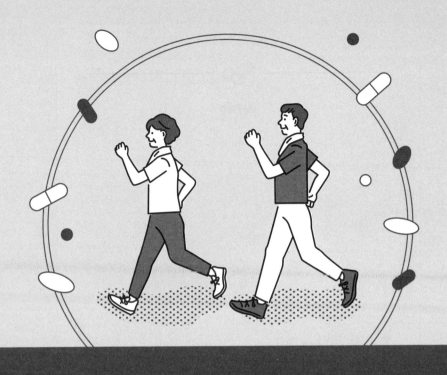

# 내 영혼으로 통하는 창,
# 눈

**INTRO**

🖤 **환자** "약사님, 내가 요새 눈이 침침하고 잘 안 보이더라고? 그래서 안과에 갔는데, 의사가 녹내장이라카네. 녹내장 그거 걸리면 눈 안 보인다 카는데."

➕ **약사** "아이구, 놀라셨겠네요. 지금도 보시는 데 조금 불편하시죠? 녹내장이면 시야가 가장자리부터 어두워지고 초점도 잘 안 맞아 보이거든요."

🖤 **환자** "맞다. 에휴, 우리 딸이 애를 늦게 낳아서, 손주 놈이 이제 4살이여. 딴 건 다 필요 없고 내 손주 학교 가는

거까지만 보고 싶다니까."

➕ **약사** "어머님, 그럼 이건 어떠세요? 아마 안과에서 넣는
안약을 처방받으셨을 거예요. 제가 어머니께 눈이 환
해질 수 있게 영양제 좀 챙겨드릴 테니 같이 드셔보
세요."

💜 **환자** "눈에 좋은 영양제? 에이, 진즉 먹었지. 그 뭣이냐?
루, 루테인?"

➕ **약사** "루테인 말고 지금 어머님 증상에 맞는 눈 영양제가
있어요. 이거 드시면서 치료하시면, 아마 손주분 결
혼식 때까지도 눈이 멀쩡하실 거예요."

눈에 좋은 영양소라고 하면 루테인이 많이 알려져 있
다. 하지만 눈은 섬세한 기관인 만큼 생기는 눈질환도 여
러 가지이기 때문에, 루테인 외에도 도움이 되는 영양소
가 여러 가지다. 그래서 '눈이 나쁘면 무조건 루테인'이라
는 생각에 루테인만 찾는 환자를 보면 필자로서는 안타
깝다.

필자는 어머님께 녹내장의 증상을 간단히 설명드리고 증상 개선에 도움되는 영양제 3종을 권해드렸다. 그리고 얼마 뒤 어머님께서 다시 찾아오셨다.

❤ **환자** "약사님 고마워요. 덕분에 눈 답답한 게 훨씬 덜하네. 병원에서는 증상 진행이 많이 늦추어져서 따로 뭐 한해도 된다네. 덕분에 손주 입학식도 볼 수 있겠어요."

눈은 카메라와 닮았다. 카메라가 빛을 받아들여 초점을 조절해 만든 이미지를 받아들이는 과정이 눈과 흡사하다. 또 구조가 복잡하면서 고장 나는 방식도 가지가지라는 점도 비슷하다. 카메라는 바닥에 떨어트리거나 물에 빠트리면 고장 난다. 눈질환 역시 카메라 고장처럼 원인이 여러가지다. 당연히 문제마다 도움이 되는 영양소도 조금씩 다르기 마련이다. 눈에 좋은 영양소를 루테인만 알고 있다면 이 글을 끝까지 읽어주길 바란다. 어떤 눈질환이냐에 따라 좋은 영양소는 모두 다르다.

# 촉촉한 눈이 곧
# 건강한 눈이다

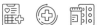

## 안구
## 건조증이란?

가장 흔한 눈질환 중 하나는 바로 '안구 건조증'이다. 2023년 건강보험심사평가원 자료에 따르면, 2018년~2022년 안구 건조증 환자 수는 평균 약 250만 명이다.

안구 건조증은 눈물샘의 기능 저하로 눈을 촉촉하게 유지해주는 눈물층이 말라 눈이 뻑뻑하고 건조한 증상을 말한다. 건조함과 이물감이 느껴지고, 쉽게 눈이 피곤하거나 충혈이 자주 생긴다. 그뿐만 아니라 눈이 화끈거리거나 바람이 불면 눈물이 많이 나오기도 한다. 다른 눈질환에 비하면 안구 건조증의 증상은 가벼운 수준이나, 이런 증상이 오래되면 안구 손상이나 시력 저하로 이어진다.

눈물은 눈을 부드럽게 움직일 수 있게 하는 윤활제 역할도 하며 먼지와 세균, 자외선 등으로부터 눈을 보호하는 역할도 한다. 따라서 촉촉한 눈은 눈의 체력이 튼튼한 것과 같다고 할 수 있다. 나이가 들수록 눈의 촉촉함은 감소하게 되고, 안구 건조증 환자 수역시 증가한다. 2023년 건강보험심사평가원 자료에 따르면, 안구 건조증 환자 수는 60대가 19.4%로 가장 많았고, 50대, 40대가 뒤를 따랐다.

## 안구 건조증의
## 원인

🖊 🖊 🖊

눈의 촉촉함을 유지하는 역할은 각막의 눈물층이 담당한다. 눈물

● 눈물층의 구조

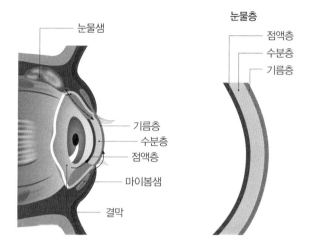

층은 3개의 층이며, 가장 안쪽부터 점액층→수분층→기름층으로 구성되어 있다. 안구 건조증의 원인은 가장 바깥층인 기름층과 중간층인 수분층이 부족해서 생긴다.

눈물은 윗눈꺼풀 가장자리인 눈물샘에서 분비되며 가끔 슬픈 감정이 들때 눈물을 내보내기도 한다. 기름층의 기름은 눈썹 뿌리에 있는 마이봄샘에서 나온다. 우리가 눈을 한 번 깜빡일 때마다 마이봄샘에서 기름이 나와 눈물층에 발라줌으로써 기름층을 보강해준다.

안구 건조증 유형은 비중으로 따지면 수분층에 문제가 생기는

'눈물 수분 부족형'이 15%, 기름층에 문제가 생기는 '눈물 증발 과다형'이 85%를 차지한다.

## 인공 눈물이
## 답이 아니다

💊 💊 💊

최근에는 젊은 안구 건조증 환자를 많이 볼 수 있다. 필자의 약국에도 많은 학생이 인공 눈물이 사러 온다. 이는 스마트폰을 자주 들여다보고, 오랫동안 책을 보며, 모니터를 보고 일을 하는 생활 습관의 영향이 크다.

우리는 평상시에 1분에 15~20회 눈을 깜빡인다. 그러나 스마트폰을 볼 때는 1분에 5회 정도만 눈을 깜빡인다. 그래서 평소 눈을 촉촉하게 유지하려면 눈을 자주, 천천히 깜빡여주면 좋다. 아울러 어두운 곳에서 빛나는 화면을 보는 습관이나 컴퓨터 모니터를 30cm 이내로 보는 습관은 고쳐야 한다. 눈을 감고 따뜻한 수건으로 덮어준 뒤에 안구를 문질러서 마사지를 해주는 것도 좋다.

안구 건조증 치료에 가장 많이 사용되는 약은 '인공 눈물'이다.

인공 눈물은 말 그대로 인공적으로 눈물을 보충해주는 약이다. 그러나 인공 눈물로 안구 건조증이 근본적으로 해결되지 않는다. 눈물을 넣는 그 순간은 눈물층이 보충되지만, 다시 눈물이 증발하고 얇아지기 때문이다. 앞서 안구 건조증은 기름층에 기름이 부족해서 눈물이 증발하는 '눈물 증발 과다형'이 대다수라고 말했다. 기름층에 기름이 부족해지는 이유는 기름을 분비하는 마이봄샘이 노화와 염증으로 그 기능을 상실하기 때문이다. 따라서 정상적인 눈물층을 유지하기 위해서는 기름층에 좋은 기름을 보충해주어야 하고 안구에 기름칠을 해주는 마이봄샘을 정상화해주는 영양제 복용을 권한다.

# 안구 건조증이라면
# 챙겨야 할 영양소

## 눈물층에 기름칠하고 항염 작용을 하는
## 오메가 3

촉촉한 눈물층을 위해 가장 먼저 권하는 영양소는 오메가 3다. 안구 건조증이라면 오메가 3를 먹어야 하는 이유는 크게 두 가지가 있다. 먼저 기름층의 구성 성분이 되어 수분층이 증발하지 않도록 해주고, 항염 효과가 있어 마이봄샘의 염증을 막아주기 때문에 안구 건조증 예방에 도움을 준다. 실제 790명의 참가자로

2007년과 2013년 사이 7개 연구를 메타 분석한 결과 오메가 3 복용은 안구 건조증 치료에 효과적이라는 연구 결과가 있다.[1]

오메가 3는 EPAEicosapentaenoic Acid(에이코사펜타엔산)와 DHADocosa Hexaenoic Acid(도코사헥사엔사) 두 가지로 나눌 수 있다. EPA는 항염 작용이 있고 DHA는 마이봄샘 기능을 유지해주므로 안구 건조증이라면 두 성분 모두 도움이 된다. 앞서 말했듯 한국인의 안구 건조증 원인은 눈물층의 기름층에 기름이 부족해서 생기는 '눈물 증발 과다형'이 대부분이다. 인공 눈물을 자주 넣는 것은 잠깐은 도움이 될 수 있지만 근본적인 치료를 생각한다면 양질의 오메가 3를 꾸준히 복용하는 게 훨씬 좋다.

오메가 3는 1일 2~3g 복용을 권한다.

## 루테인보다 강력한 항산화 효과가 있는
## 아스타크산틴

𝄞 ❦ 𝄞

두 번째로 권하는 영양소는 '아스타크산틴'이다. 루테인, 제아잔틴Zeaxanthin, 아스타크산틴은 구조가 서로 비슷한 천연 색소다. 루테인과 제아잔틴의 구조는 형제로 불릴 만큼 흡사하지만, 아스타크산틴은 화학 구조가 사촌 정도로 조금 다르다. 루테인과 제아잔틴은 당근, 시금치, 케일 같은 야채와 과일에 많이 들어 있고 노란색을 띤다. 반면 아스타크산틴은 연어, 새우, 랍스터, 크릴 같은 해양 생물에 많이 들어 있으며 붉은색을 띤다.

안구 건조증에 아스타크산틴을 추천하는 이유는 아스타크산틴의 강력한 항산화 기능과 흡수력 때문이다. 아스타크산틴의 화학 구조는 루테인, 제아잔틴보다 강력한 항산화 기능을 가지게 해준다. 아스타크산틴은 루테인, 제아잔틴보다 항산화 효과가 10배 더 강하고 토코페롤로 알려진 비타민 E보다 100~500배 더 높은 항산화 효과가 있다. 또한 화학 구조상 아스타크산틴은 친유성, 친수성 두 가지 성질이 모두 있어 신체에 더 잘 흡수되므로 흡수율이 최대 90%까지 나타난다.

혈액 순환 개선과 강한 항산화 기능 덕분에 아스타크산틴은 비단 눈 건강에만 쓰이는 영양소가 아니다. 1일 6mg 정도면 눈 피로 개선에 효과를 보이며 눈뿐만 아니라 혈중 지질을 낮추고, 피부가 개선되며 각종 염증 반응 완화에도 도움받을 수 있다. 아스타크산틴의 효과를 최대한 보려면 흡수율을 높이는 오메가 3를 함께 복용하면 좋다.

# 몸이 허약하다면 추가해야 하는
## 철분

*Ø* *◐* *Ø*

필자는 기본적으로 안구 건조증이 있는 환자에게 앞서 설명한 두 가지 영양소를 권한다. 그런데 몸이 허약하거나 안색이 하얀 어르신들이 안구 건조증을 호소하시면 위 두 가지 영양소뿐만 아니라 '철분'을 함께 권한다.

그 이유는 철분은 혈액의 양을 늘리기 때문이다. 혈액은 단순히 세포에 산소만 공급하는 것이 아니라 수분과 진액도 함께 보충해준다. 눈물샘으로 혈액이 충분히 공급되지 않는다면 눈물에 필요한 수분이 부족해지기 마련이다. 실제로 안색이 안 좋고 허약한 체질 환자에게 철분제를 함께 처방할 때 치료 효과가 높아진다.

남성은 1일 10mg, 여성은 16mg 정도 복용을 추천한다.

# 3대 실명질환인
# 백내장, 녹내장, 황반변성

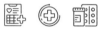

### 3대 실명질환 ①
### – 백내장

백내장은 렌즈에 해당하는 수정체가 하얗게 흐려지는 눈질환으로, 사물이 뿌옇게 보이게 된다. 백내장은 크게 노화가 원인인 '노화성 백내장'과 당뇨병 등이 원인인 '대사성 백내장'이 있다. 백내장이 진행되면 주변부부터 시야가 탁해지고 눈이 침침해지며 안개가 낀 듯한 느낌을 받는다.

'똑딱이 핫팩'을 사용해본 적 있는가? 액체형 핫팩 안에 있는 똑딱이 버튼을 누르면 갑자기 하얀 결정들이 생기면서 열을 내다가 딱딱한 고체가 되어버린다. 비슷한 현상이 수정체 안에서도 일어나는데, 이를 '석출'이라 한다. 수정체 안에는 물이 65%, 단백질이 35% 들어 있다. 단백질이 물에 녹아 있기 때문에 마치 달걀흰자처럼 투명한 상태다. 그러나 어떤 화학 반응으로 단백질이 석출되면, 고체 상태가 되면서 흐릿한 형태의 물질로 변한다. 마치 달걀흰자를 익히면 불투명한 흰색으로 변하듯이 말이다.

이런 화학 반응을 일으키는 물질은 바로 '당 독소'와 '활성산소'다. 그래서 당뇨병 환자들의 백내장 발병률이 높다. 활성산소 역시 수정체 단백질의 변성을 일으킨다. 우리 눈의 안쪽에는 '방수'라고 부르는 액체로 가득 차 있다. 이 방수가 안구에 가득해서 우리 눈은 형태를 유지하고, 누르면 말캉말캉하다. 방수 안에는 많은 양의 항산화 물질이 들어 있는데, 이는 활성산소가 눈세포의 변성을 막기 위해서다. 하지만 방수 속 항산화 물질의 양이 적어지면 활성산소는 수정체 단백질을 변성시키고 백내장을 일으킨다.

증상 초기에는 증상의 진행을 늦추어주는 점안액을 사용하지만, 수정체의 혼탁이 심해지면 수정체를 적출하고 인공 렌즈 삽입 수술을 한다.

# 3대 실명질환 ②
## – 녹내장

∅ ❦ ∅

녹내장은 '눈에 생기는 고혈압'이라 불리기도 하고 '눈에 생기는 치매'라고 불리기도 한다. 녹내장의 정확한 원인은 아직 밝혀지지 않았으나, 가장 큰 원인으로 안압 상승과 시신경 혈액 순환 장애, 베타 아밀로이드Beta amyloid 단백질 축적을 든다.

보통 안압은 10~20mmHg가 정상이다. 안압을 유지하는 것은 앞에서 말한 눈 안에 있는 '방수'다. 방수 때문에 우리 안구는 말랑말랑하면서 동그란 형태를 유지하고 있다. 방수는 모양체에서 만들어지고 쉴렘관Schlemm's canal을 거쳐 빠져나간다. 그런데 어떤 이유로 방수가 만들어지는 만큼 방수가 빠져나가지 않게 된다. 계속 늘어나는 방수로 안구 속 압력은 점점 높아지고 시신경이 압박된다.

녹내장에 걸리면 물체가 흐리고 빛이 번져 보인다. 바깥 부분부터 어둡게 변하고 점점 어두운 부위가 넓어지며 나중에는 실명하게 된다. 초기에 치료하는 게 중요한데, 안타깝게도 녹내장은 일반적인 노화의 과정으로 생각하고 내버려두다가 늦게 치료를 시작하는 경우가 많다.

녹내장으로 진단받으면 기본적으로 방수 생성을 억제하는 안약을 처방받는다. 그러나 여기에 변수가 있다. 예전에는 녹내장이 '방수 증가로 안압이 높아져서 생기는 질병'이라 생각했다. 그러나 질병관리청에 따르면 한국인 중 녹내장 환자의 70~80%는 안압이 정상이었다. 이를 '정상 안압 녹내장'이라 한다. 그래서 최근에는 녹내장의 주요 원인으로 '시신경 혈액 순환 장애'와 '베타 아밀로이드 단백질 축적' 가설이 주목받고 있다. 베타 아밀로이드 단백질은 일종의 '단백질 찌꺼기'다. 이 찌꺼기가 시신경세포에 쌓이면서 신경세포를 위축시킨다.

베타 아밀로이드 단백질과 큰 연관이 있는 질병 중 하나가 바로 '알츠하이머병*'이다. 알츠하이머병은 뇌 안에 베타 아밀로이드 단백질이 증가하면서 질병이 진행된다고 알려져 있는데, 녹내장 역시 베타 아밀로이드 단백질이 축적되면서 질병이 진행된다. 순천향대학교 의과대학, 연세대학교 의과대학 공동 연구팀이 국민건강보험공단에 있는 100만 명의 건강 기록 10년 치를 분석했더

---

✦ 원인을 알 수 없는 이유로 뇌가 위축되면서 지남력과 기억력이 감퇴하는 병이다. 노인성 치매와 거의 같은 뜻으로 쓴다.

니, 알츠하이머병에 길릴 위험이 녹내장을 앓는 65세 이상은 1.8배 높았고, 70세 이상은 2.8배 높다고 나타났다.[2] 그래서 녹내장을 '눈이 걸리는 치매'라고 부른다.

## 3대 실명질환 ③
### – 황반변성

🖊 🖊 🖊

눈의 3개 층(각막층, 혈관층, 망막층)에서 가장 중요한 층이라 하면 당연히 가장 안쪽에 있는 망막층이라 할 수 있다. 망막층에는 시각세포가 있어서 상이 맺히면 상을 인식하기 때문이다. 망막 신경층에서 가장 중요한 부분은 바로 '황반'이다. 망막의 중심부에 있고 시각세포가 밀집되어 있어서 시력의 90%를 담당한다. 이 부위에 변성이 일어나 빛을 보는 기능을 잃어버리는 질병을 '황반변성'이라 한다. 한국 노인 실명 원인 1위가 바로 황반변성이다.

건강보험심사평가원에 따르면 연도별 황반변성 환자 수는 2017년 16만 4,818명에서 2021년 36만 7,463명으로 계속해서 증가하고 있다. 60대 이상이 전체 황반변성 환자의 84.3%다. 황반변성 환자의 10%는 실명 위험이 있는 중증 질환자다.

망막은 여러 층으로 지어진 아파트와 같다. 그중에서도 브루크막Bruch's membrane이라는 층이 있는데, 눈에서 대사가 일어나면 이 공간에 노폐물이 쌓인다. 이 노폐물을 '드루젠Drusen'이라고 한다. 브루크막에 드루젠이 쌓이면 어떻게 될까? 축적된 드루젠은 부풀어오르면서 망막층의 혈류량을 감소시킨다. 눈의 혈류가 막히면 드루젠이 혈류를 통해 배출되지 못하기 때문에 또 드루젠이 쌓이는 악순환이 반복된다.

드루젠은 건성과 습성 두 가지 형태가 있다. 초기의 드루젠은 건성 형태이고 이 상태를 '건성 황반변성'이라고 한다.

눈으로 혈액이 공급되지 않으면 눈의 혈관은 고민하기 시작한

● **정상 눈과 황반변성 눈**

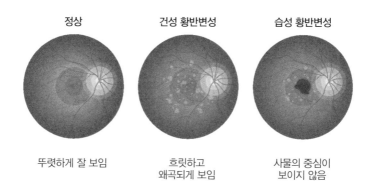

| 정상 | 건성 황반변성 | 습성 황반변성 |
|---|---|---|
| 뚜렷하게 잘 보임 | 흐릿하고 왜곡되게 보임 | 사물의 중심이 보이지 않음 |

디. 그래서 눈의 혈관은 말도 안 되는 선택을 하게 된다. 바로 원래 혈관 주변으로 '새로운 신생혈관'을 만드는 방법이다. 그러나 임시 방편으로 갑자기 만들어진 혈관이 일을 잘 해낼 리 없다. 신생혈 관은 팽창하고 터져서 출혈과 부종이 생긴다. 이 상태가 바로 '습 성 황반변성' 상태다. 건물에 비유하면 층과 층 사이에 누수가 생겨 아파트가 침수되는 상태라 볼 수 있다. 습성 황반변성 상태가 되면 실명 확률이 훨씬 높아져서 건성 환반변성 상태보다 실명 위험이 9배나 높아진다.

황반변성이 생기면 가장 먼저 시야가 굴곡져 보이거나 왜곡되어 보인다. 점점 시력이 떨어지고 사물의 중심이 보이지 않아서 글자 사이에 공백이 생기거나 중간중간 지워져 보인다. 황반은 한 번 나빠지면 다시 좋아지기 어려우므로 실명하지 않기 위해서 반드시 관리해야 하는 눈질환이라 할 수 있다.

# 3대 실명질환이라면
# 챙겨야 할 영양소

## 백내장이라면
## 챙겨야 할 영양소

백내장에 권하는 영양소의 조건은 크게 두 가지다. 치명적인 당독소를 제거하고, 방수 속 항산화 성분을 보충해주어야 한다.

　가장 먼저 백내장에 권하는 영양소는 '아스타크산틴'이다. 촉촉한 눈물층을 위한 영양소를 설명할 때 말했듯이, 항산화 능력이 루테인보다 강하며 흡수율도 좋기 때문이다.

또한 충분한 양의 비타민 C 복용을 권한다. 비타민 C는 수정체와 방수에 존재하고 수정체에는 50배 더 높은 농도로 존재한다. 비타민 C는 자외선에 손상되지 않게 수정체를 보호하고 다른 항산화 능력을 촉진하는 '생리적 자외선 차단제' 역할을 한다.

또 다른 추천 영양소는 커큐민이다. 커큐민은 강황의 주성분으로 노란색을 띤다. 커큐민은 최고의 당 독소 억제제이자, 강력한 항산화제다.

아스타크산틴은 명확한 복용 기준이 정해져 있지 않지만, 일반적으로 1일 4~12mg 복용하므로 1일 12mg 복용을 권한다. 비타민 C 는 1일 500mg 복용을 권하며, 커큐민도 명확한 복용 기준이 정해져 있지 않지만 일반적으로 1일 500~2,000mg 복용을 권한다.

# 녹내장이라면
## 챙겨야 할 영양소

건강한 사람의 눈에서 베타 아밀로이드 단백질이 생성되면 눈의 모세혈관을 거쳐 배출된다. 그러나 눈의 혈액을 잘 돌지 못하면 베타 아밀로이드 단백질은 배출되지 않고 시신경세포에 조금씩 축적된다. 따라서 녹내장에 권하는 영양소는 다음 두 조건을 충족해야 한다. 눈의 허혈, 저산소 혈증 개선에 도움을 줄 수 있어야 하고, 베타 아밀로이드 단백질의 축적을 억제할 수 있어야 한다.

녹내장 환자에게 가장 추천하는 영양소는 '은행잎 추출물'이다. 은행잎 추출물은 본디 혈액 순환 장애에 좋다고 많이 알려진 만큼 눈의 혈액 순환 개선에도 도움이 된다. 혈관 확장 작용으로 녹내장 환자의 눈 기능 개선에 도움을 줄 수 있다.

두 번째로 추천하는 영양소는 '전칠삼'으로, 전칠삼은 강력한 항산화 효과가 있을 뿐만 아니라 혈액 순환 개선 효과도 있다. 실제로 시신경세포의 손상을 억제한다고 알려져 있다.

세 번째로 추천하는 영양소는 '커큐민'이다. 강황 속 폴리페놀 Polyphenol 성분인 커큐민은 베타 아밀로이드 단백질을 만드는 베타 세크레타제Beta secretase 효소의 발현을 억제하는 작용을 한다. 베타 아밀로이드 단백질이 응집하는 과정 역시 억제한다.

마지막으로 추천하는 영양소는 바로 레스베라트롤Resveratrol이다. 레스베라트롤은 아밀로이드 전구체 단백질 생성을 감소시키고 베타 아밀로이드 단백질 축적을 막는다고 알려져 있다.

은행잎 추출물은 명확한 복용 기준과 한계 복용량이 정해져 있지 않지만, 일반적으로 1일 60~240mg 복용을 권한다. 전칠삼 또한 특별한 복용 기준은 없다. 일반적으로 전칠삼에 함유된 사포닌 함량만으로 1일 200mg 이상 복용을 권한다. 커큐민은 1일 500~2,000mg 복용을 권한다. 레스베라트롤은 역시 일일권장량이 정해져 있지 않지만, 일반적으로 1일 150~500mg 복용을 권한다.

## 황반변성이라면
## 챙겨야 할 영양소

🖊 🖊 🖊

아레즈AREDS(Age-Related Eye Disease Study)는 미국 국립안구연구소NEI(National Eye Institute)에서 진행한 연령에 따른 눈질환 연구로, 영양소 조합으로 황반변성과 백내장 같은 눈질환의 위험을 줄일 수 있는지를 연구하는 실험이었다.

1999년에 첫 번째로 진행된 아레즈 1은 55세에서 80세 사이 3,600명의 참가자를 대상으로 진행되었다. 이때 사용된 영양소는 비타민 C 500mg, 비타민 E 268mg(400IU), 베타카로틴Betacarotene 15mg, 아연 80mg, 구리 2mg이었다. 5년간 진행된 아레즈 1은 유의미한 결과를 보여주었다. 이러한 영양소 조합으로 황반변성이 중증으로 진행되는 위험을 25%나 감소시켰고 시력 상실 위험도 19%나 감소시켰기 때문이다.

이 점에 영감을 받아 아레즈 2를 진행했다. 아레즈 2에서는 영양소 조합을 개선해 베타카로틴 대신 루테인 10mg과 지아잔틴 2mg이 추가되었다. 이 연구 결과 역시 아레즈 1과 비슷하게 여러 영양소 조합이 황반변성과 시력 상실 위험도를 낮추어주는 결과를 보여주었다. 다만 초기에는 황반변성의 진행을 늦추는 데 큰 효과는 없었고 중기와 말기의 황반변성 진행을 늦추는 데는 분명한 효과가 있었다고 한다. 그래서 시중에 판매하는 눈 영양제 이름에 '아레즈 2'가 들어간 제품이 많다. 백내장에는 효과가 없었다고 하니 본인의 눈질환에 맞아야 효과를 볼 수 있을 것이다. 필자는 중기 및 말기 황반변성 환자에게 아레즈 2 조합 눈 영양제를 권한다.

그렇다면 초기 황반변성 환자는 어떤 영양소를 복용해야 할까? 바로 안구의 혈액 순환을 촉진시켜주고 드루젠의 축적을 막아주는 영양소가 필요하다. 그래서 가장 먼저 추천하는 영양소는 '커큐민'이다.

2020년 6월에 발표된 연구 결과에 따르면, 황반변성이 진행 중인 20명의 환자에게 6개월간 커큐민을 1,330mg을 복용하게 했더니 놀랍게도 20명 중 11명의 드루젠 크기가 유의미하게 감소했다. 3명은 커지던 드루젠이 더 이상 커지지 않았다고 한다.[3] 이는 커큐민 복용이 황반변성에 효과가 있음을 시사한다.

2022년 11월에 진행된 연구 결과도 살펴보자. 여기서는 쥐의 망막을 대상으로 실험을 했는데 인위적으로 쥐의 망막에 혈관이 신생되도록 유도했다. 쥐에게 쥐 무게 kg당 100mg의 커큐민을 망막에 주사하자 망막 신생혈관이 줄어들었고 망막세포인 성상교세포의 손상도 감소되었다고 한다.[4]

황반변성 환자에게도 전칠삼을 추천한다. 황반변성의 문제 역시 녹내장처럼 '안구의 혈액 순환 장애'에서 시작된다. 안구에는 다른 기관보다 많은 모세혈관이 모여 있다. 그래서 원활한 혈액 순환이 정말 중요한 기관이기 때문에 항상 혈액을 쌩쌩하게 순환시켜주는 전칠삼 복용을 권한다.

실제 전칠삼 성분이 황반변성에 어떤 영향을 끼치는지 실험한 연구가 있다. 53~72세 환자 17명에게 전칠삼 성분을 6개월간 투여한 결과, 17명 중 8명의 시력이 호전되었고 6명은 안정적으로

유지되었다고 한다. 이 중 12명은 맥락막에서 신생혈관의 생성과 누출이 완전히 멈추었다고 한다.[5]

여러 번 설명했듯이 커큐민은 명확한 복용 기준이 정해져 있지 않지만 일반적으로 1일 500~2,000mg 복용을 권한다. 전칠삼도 일반적으로 전칠삼에 함유된 사포닌 함량만으로 1일 200mg 이상 복용을 권한다.

# PART 10

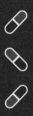

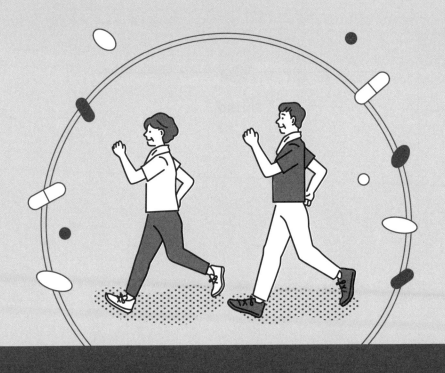

# 신체를 지탱하는 거대한 기둥,
# 뼈와 관절

## INTRO

필자가 처음 약사 생활을 시작한 곳은 광주에서 유명한 관절염 병원 근처에 있는 약국이었다. 어찌나 유명한 병원이었는지 어르신들을 태운 버스가 전국각지에서 수시로 왔다. 약국은 허리가 구부정하게 굽혀지시고, 거동이 불편하서서 지팡이를 짚으신 어르신들로 붐볐다. 당연히 어르신들과 관절염에 관한 이야기를 많이 나눌 수 있었다. 그중 한 민간요법 이야기는 워낙 충격적이어서 아직도 기억이 난다. 바로 나비탕* 이었다.

고양이는 척추가 유달리 유연하고 다리근육이 강해서, 높은 곳에서 떨어지더라도 큰 무리 없이 잘 착지할 수 있다. 이런 고양이의 모습을 보고 몇몇 사람은 '고양이를 먹으면 관절이 튼튼해진다'고 생각해 나비탕을 먹는다고 하셨다.

하지만 『동의보감』에 고양이 고기 언급은 있지만, 관절이나 뼈에 좋다는 내용은 없으며, 대한류머티스*학회에서도 '나비탕은 관절 건강과 아무 상관이 없다'라고 못을 박았다.

나비탕 말고도 진통을 완화하는 데 좋다고 불법 양귀비와 대마초를 집 마당에 키우시다가 적발되신 어르신 이야기도 기억이 난다.

이런 기상천외한 민간요법을 들으면 이해가 안 되면서도 한편으로는 관절염이 얼마나 고통스러운 질병이기에 지푸라기 잡듯 이런 민간요법을 믿으실까 하는 생각도

---

❖ 국립국어원에는 '류머티즘'으로 등재되어 있다.

든다.

필자가 약국을 차리고 영양 요법을 공부한 후에도 관절염으로 고통받는 환자를 많이 만났다. 필자는 영양 요법을 공부해서 정말 다행이라는 생각을 한다. 공부를 하지 않았다면 소염 진통제나 염증약인 스테로이드만 처방했을 환자들에게, 더 효과적이고 근원적으로 병을 치료할 수 있는 방법을 제시해줄 수 있기 때문이다. 관절염으로 고통받고 있다면 필자가 소개하는 내용을 참고해 영양 요법을 시도해보기를 바란다. 놀라운 경험을 할 수 있을 것이다.

❤ **환자** "약사님, 내가 류머티즘이 심해가꼬, 병원에서는 연골에 염증이 심해서 수술해야 된다는데 무서워서, 내 마지막으로 약사님 찾아왔다 아닌교."

✦ **약사** "잘 찾아오셨어요. 어머님. 제가 어머님, 제가 드리는 약을 빠트리지 말고 잘 드셔야 해요. 그리고 먹는 것도 잘 드시고요. 이상한 거 막 먹지 마시고요. 나비탕 같은 거요."

# 삶의 질을 떨어트리는
# 관절염

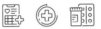

관절염은 다른 질병보다 유독 삶의 질을 크게 떨어뜨리는 질병이다. '관절염의 고통은 겪어보지 않으면 모른다'라는 말이 있다. 관절염이 만성질환이 되면 온종일 환자는 고통에 시달린다. 낮에 걸어 다닐 때도 아프고 밤에 잠을 자려고 해도 아파서 못 잔다. 한번 뼈를 다치면 뼈가 회복될 때까지 짧게는 몇 주, 길게는 몇 달을 병원 침대에서 누워 지내야 하는 경우가 많다. 가고 싶은 곳에 마음대로 갈 수 없고 여러 행동에 제약을 받는 상황은 아주 큰 스트레스다. 대한류마티스학회에서 7개 대학병원의 류머티즘 관절염 여성 환자 205명을 대상으로 '류머티즘 관절염 환자의 삶의 질을 그리킨 걸펴에 따르면, 전세 환자 중 59.8%가 류머티즘 관절염 때문에 우울증을 경험했으며, 그중 22.3%는 류머티즘 때문에 자살 충동을 느꼈다고 한다. 조사 결과에 따르면 류머티즘 환자는 일반 환자보다 자살 충동 경험이 2배 이상이라고 한다.

시골 약국에서 일하다 보면 길바닥에 아무렇게나 앉아 계시는 어르신들을 자주 본다. 당시에는 '편하게 집에 가서 쉬시지'라고 생각했는데, 지금 생각해보니 무릎이 아파 더 이상 걷기 힘들어서 주저앉으신 거였다.

태초 인간에게 두 다리가 있는 이유는 걸어 다니기 위함이었다. 동물들과는 다른 인간의 직립보행은 인간이 얼마나 활동적인 운명을 타고났는지를 잘 보여준다. 이런 인간의 활동성을 지탱해주는 신체의 기둥이 바로 '뼈와 근육'이다. 인간의 신체 활동에서 뼈와 근육은 떼려야 뗄 수 없는 관계다. 뼈는 딱딱하고 근육은 유연하다. 튼튼한 뼈는 무거운 몸의 무게를 지탱하고 유연한 근육은 움직임을 잡아준다.

하지만 나이가 들수록 우리 몸의 뼈와 근육은 점차 약해지고 감소한다. 뼈는 35세에 가장 튼튼하고, 그 이후 매년 골량이 0.5%씩 감소한다. 근육량도 20~30대에 제일 많지만, 40대 이후부터는 1년에 1%씩 감소해서 60대에는 최대 근육량의 30%, 80

대에는 50%까지 감소한다. 근육량의 감소는 단순히 힘이 줄어듦을 의미하지 않는다. 근육은 우리가 무거운 물건을 들거나 신체 활동을 할 때 힘을 내기도 하지만, 우리 신체 내 장기도 대부분 근육이므로 근육량이 줄어들면 음식물을 제대로 못 삼키기도 하고, 위장 운동이 잘 안 되어서 소화 불량에 시달리기도 한다. 나이 많은 어르신들이 대변이 잘 안 나와서 관장약을 달고 사시는 것도 위장근육이 약해졌기 때문이다. 또한 근육이 신체의 골격을 잡아주는 역할도 하므로, 근육량이 감소하면 자세가 흐트러져서 근골격계질환에 걸릴 위험도 증가하다. 활동에 제약이 생기고 원하는 곳으로 자유롭게 이동이 힘들게 되니 삶의 질은 당연히 낮아질 수밖에 없다.

필자는 약국에서 일하며 연세가 많으셔도 여전히 건강하신 분도 많이 보았고, 반대로 젊은 나이임에도 건강하지 못한 분도 많이 보았다. 필자가 나이에 따라 건강한지를 판단하는 큰 기준 중 하나는 바로 '활동성'이다. 나이가 들었음에도 건강하신 어르신들의 공통점은 바로 '활동적으로 몸을 움직인다는 점'이었다.

건강의 기본 척도는 얼마나 신체가 역동적인지에 달려 있다. 뼈와 근육은 '호재가 있는 부동산'과 같다. 많이 가지고 있으면 나이가 들수록 그 가치가 빛을 발할 것이다.

# 뼈에 구멍이 생기는
# 골다공증

대표적인 골격계질환 중 하나를 뽑자면 단연 '골다공증'이라 할 수 있다. 골다공증은 골밀도가 낮아져서 뼈에 구멍이 생기고 뼈의 강도가 약해지는 질병을 말한다. 골다공증에 걸리면 정상인보다 부러질 확률이 5배 이상 커진다. 그래서 행여나 골다공증에 걸린 상태에서 잘못 넘어지거나 발을 헛디디면 뼈가 쉽게 부러진다. 골다공증은 별다른 증상이 없기 때문에 골밀도 검사를 하지 않는 이상 내 뼈에 얼마나 구멍이 숭숭 뚫려 있는지를 알 길이 없다.

그뿐만 아니라 골다공증 환자의 뼈가 골절되면 쉽게 낫지 않는다. 남들은 가벼운 타박상에 그칠 일상생활 속 충격에 쉽게 뼈가 부러지고 병원 신세를 지는 경우가 많다. 이때 오랜 시간 침대에만 누워 있고 운동을 못 하면서 근육량과 골밀도가 크게 줄어든다. 일어나지 못하고 침대에 누워만 있으니 피부에 욕창이나 종기가 생기고 방광염에 걸리기도 한다. 이것이 장기간 지속하면 다른 심뇌혈관질환이 악화하기도 하고, 면역력이 약해져서 폐렴과 같은 합병증으로 사망하는 경우도 많다.

어르신들이 특히 조심해야 할 것은 엉덩이 부위에 있는 대퇴골 골절이다. 2009년 건강보험심사평가원 자료에 따르면, 70세 이상의 남성이 대퇴골이 골절되었을 때 1년 내 사망률이 30~40%다 (일반적으로 대퇴골 골절에 의한 사망률은 남성이 높다).

골다공증의 원인에는 여러 가지가 있다. 가장 큰 원인은 노화이고, 유전적 원인도 있다. 여성은 폐경이 되면 여성 호르몬이 줄어들면서 골다공증에 잘 걸린다. 또한 운동량 감소나 흡연과 음주 같은 후천적 요인이 골다공증의 원인이 되기도 한다.

# 골다공증이라면
# 챙겨야 할 영양소

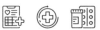

## 무조건
## 칼슘만 먹는 건 틀렸다

그렇다면 골다공증을 예방하고 골밀도를 높이기 위해서는 어떤 영양소를 먹어야 할까?

많은 사람이 '뼈는 칼슘이 주성분이므로 골다공증을 예방하려면 칼슘을 많이 먹으면 된다'라고 생각한다. 뼈의 주성분은 칼슘과 각종 미네랄이고, 우리 몸의 칼슘 90%는 뼈에 저장되어 있으니, 틀린 말이 아니다. 그러나 반은 맞고 반은 틀리다. 우리는 평소에도 칼슘을 많이 섭취하고 있다. 식품의약품안전처가 제시하는 칼슘의 일일권장량은 700mg이다. 우리는 식사를 하며 하루 400mg 정도의 칼슘을 섭취하고 있다. 남은 300mg은 200mℓ 우유 두 잔을 마시면 채울 수 있는 양이다. 만약 골다공증 때문에 칼슘 영양제를 복용하고 있다면 일일권장량보다 더 많은 양의 칼슘을 복용하고 있을 것이다. 따라서 칼슘의 섭취량 자체는 문제가 되지 않는다.

문제는 먹은 칼슘이 체내에 제대로 흡수가 되지 않는다는 점과 설사 흡수되었다 해도 칼슘이 뼈로 가지 않는다는 점에 있다. 칼슘, 마그네슘 같은 미네랄 제형은 장에서 흡수가 잘 되지 않는 영양소다. 그래서 칼슘 영양제를 먹어도 5~10%만이 장에서 흡수된다. 흡수된 칼슘이 뼈로 가지 않고 혈액에 머물러 있는 경우도 문제가 된다. 혈중 칼슘 농도가 높아지면 오히려 위장 장애, 변비를 일으키고, 혈관에 칼슘이 침착해서 혈관이 딱딱해지는 '혈관 석회화'가 생기기도 한다. 그러므로 골다공증 영양제를 복용할 때 명심해야 할 것은 칼슘이 장에서 흡수가 잘 되도록 도와주는 영양소와 흡수된 칼슘이 뼈 안으로 들어가도록 도와주는 영양소를 복용해야 한다는 것이다.

# 뼈의 구멍을 메워주는
# 영양소

*✦ ✦ ✦*

그렇다면 체내 흡수율이 높으면서 뼈까지 잘 전달되는 영양소는 무엇일까? 지금부터 뼈에 좋은 영양소를 소개하겠다.

## 비타민 D3

비타민 D는 면역계에서도 중요한 역할을 하는 영양소이지만 뼈 건강에도 중요한 영양소다. 왜냐하면 비타민 D가 있어야 섭취한 칼슘이 장에서 잘 흡수되기 때문이다. 비타민 D를 칼슘과 함께 복용하면 5~10%인 칼슘 흡수율을 60~70%까지 끌어올릴 수 있다. 그래서 골다공증 환자에게 병원에서 칼슘과 비타민 D 복합제를 처방한다.

비타민 D는 비타민 D2와 비타민 D3 두 가지가 있다. 에르고 칼시페롤Ergocalciferol이라 불리는 비타민 D2는 신장으로 가서 비타민 D3로 변환된다. 비타민 D3는 비타민 D의 활성형 상태이며 콜레칼시페롤Cholecalciferol이라고도 불린다. 활성형 비타민 D3는 비타민 D2보다 흡수율이 5배 이상 높으니, 비타민 D를 복용한다면 당연히 비타민 D3를 복용해야 한다.

비타민 D는 원래 햇빛을 받으면 체내에서 생성되고 지방이 많은 생선, 연어, 고등어를 많이 먹으면 어느 정도 섭취할 수 있다. 하지만 실내 활동이 많은 현대인들은 햇빛을 보기 쉽지 않다. 특히 한국인은 체내 비타민 D의 양이 굉장히 부족한 상태다.

혈중 비타민 D의 농도는 50ng/dℓ 정도가 되어야 하지만, 보통 사람들의 혈중 농도는 20ng/dℓ 정도다. 이를 50ng/dℓ까지 올리기 위해서는 최소 3~4개월간 비타민 D3를 1일 100~125mcg(4,000~5,000IU) 복용해야 한다. 그리고 혈중 비타민 D의 농도가 50ng/dℓ까지 올라오면 비타민 D를 1일 50mcg(2,000IU) 복용하며 혈중 비타민 D의 농도를 유지하면 된다.

## 비타민 K2

칼슘을 흡수하는 것만큼 중요한 것이 있다. 바로 섭취한 칼슘을 뼈로 보내는 것으로, 비타민 K가 바로 그 역할을 한다. 지용성 비타민인 비타민 K 중에서 메나퀴논Menaquinone이라 불리는 비타민 K2 복용을 권한다.

비타민 K2는 혈전 생성을 억제함과 동시에 혈액 속에 떠다니는 칼슘을 뼈로 보내는 역할을 한다. 반대로 혈액 속 칼슘의 양을 줄여서 혈관과 신장에 칼슘이 침착되는 것을 막아준다. 그리고 뼈를 생성하는 조골세포를 작용해서 새로 들어온 칼슘이 뼈의 구성 성분이 되도록 도와준다.

비타민 K2는 콩과 채소에 많으며 특히 발효 식품인 된장이나 낫토에 많이 들어 있다. 그러나 비타민 K2를 식사로 섭취하면 생체 이용률이 떨어지기 때문에 영양제로 복용하는 것이 좋다.

이처럼 튼튼한 뼈 건강에는 반드시 필요한 성분이고 비타민 K2의 효능과 효과에 대한 연구 결과도 많지만, 다른 영양소보다 늦게 발견되어서 그런지 몇 년이 지났는데도 아직도 우리나라에서는 허가가 나지 않았다. 그래서 영양제에 비타민 K2를 함유했다고 표기할 수가 없다. 대신에 부원료로 '병아리콩 분말, 이집트콩 분말, 낫토균추출 분말' 등으로 표기가 되어 있어 알고 있는 사람끼리만 찾고 판매가 되는 실정이다.

비타민 K2는 메나퀴논-4MK-4(Menaquinone-4)와 메나퀴논-7 MK-7(Menaquinone-7) 두 가지 형태가 있다. 높은 생체 이용률과 반감기가 긴 메나퀴논-7 형태의 비타민 K2 복용을 추천하며, 시중에 판매되는 비타민 K2 영양제 대부분이 메나퀴논-7 형태다. 명확한 복용 기준이 정해져 있지 않지만, 일반적으로 1일 100mcg 복용을 권한다.

## 칼슘과 마그네슘 복합제

뼈 건강을 고려한다면 칼슘은 당연히 챙겨야 하는 영양소다. 그러나 제대로 뼈 건강을 생각한다면 칼슘 단일제가 아닌 마그네슘도 함께 들어 있는 미네랄 복합제를 선택해야 한다. 칼슘과 마그네슘은 서로가 상보적인 역할을 한다. 또한 마그네슘은 뼈 건강에도 중요한데, 70~79세 노인 2,038명을 대상으로 마그네슘 하루 섭취량이 100mg 증가할 때마다 전신의 골밀도가 2%씩 증가했다는 연구 결과도 있다.[1]

칼슘과 마그네슘은 어떤 염을 달고 있느냐에 따라 흡수율의 차이가 크다. 칼슘은 저렴한 탄산 칼슘보다는 구연산 칼슘, 오로트산Orotic acid 칼슘, 글루콘산Gluconic acid 칼슘이 좋다. 마그네슘 역시 산화 마그네슘보다는 젖산 마그네슘, 글루콘산 마그네슘, 마그네슘 글리시네이트Glycinate 같은 형태가 체내 흡수율에서 더 높다고 알려져 있다.

칼슘과 마그네슘의 비율이 1:1 혹은 2:1일 때 제일 흡수율도 좋으며 부작용도 적다. 그래서 칼슘과 마그네슘을 1:1 비율로 각각 1일 200mg, 200mg 복용을 권한다.

# 연골이 닳는
# 퇴행성 관절염

무릎관절은 윗 뼈와 아래 뼈가 만나는 지점에 있다. 그리고 무릎관절에는 '연골'이라는 관절의 쿠션이 존재한다. 연골의 75%는 물이고 나머지는 콜라겐, 콘드로이틴, 글루코사민, 히알루론산 Hyaluronic acid 같은 물질로 가득 차 있다. 연골은 두께가 고작 3mm밖에 되지 않지만, 연골 덕분에 윗 뼈와 아래 뼈가 직접 닿지 않으면서도 다리를 굽힐 수 있다. 연골은 미끌미끌한 윤활유 역할도 하므로 각 관절 부위가 자연스럽게 움직이도록 해준다.

그러나 나이가 들수록 연골은 닳아서 점점 사라지고 뻑뻑해진다. 50세 이상이 되면 연골이 많이 닳아서 뼈와 뼈가 조금씩 맞닿

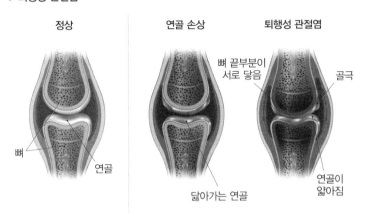

게 된다. 맞닿은 부위에는 염증이 생기고 움직일 때마다 아프게 된다. 이런 염증과 통증이 만성적으로 생기면 나중에는 해당 부위를 쓰지 않아도 통증을 느끼게 되는데, 이를 '퇴행성 관절염'이라고 한다.

퇴행성 관절염은 나이 드신 어르신들이 정형외과를 자주 찾게 되시는 원인 중 하나다. 퇴행성 관절염을 진단받으면 대부분 소염 진통제를 처방받게 된다. 통증이 아주 심하다면 스테로이드 주사나 강력한 마약성 진통제를 처방받기도 한다. 이런 약들은 사용하는 순간에는 통증과 염증이 완화되지만, 근본적인 해결책이 되지는 않으므로 결국 굉장히 오랫동안 약을 복용해야 한다.

# 퇴행성 관절염이라면
# 챙겨야 할 영양소

퇴행성 관절염을 근본적으로 치료하기 위해서는 닳아버린 연골의 구성 성분을 보강해줄 수 있는 영양소를 복용해야 한다.

## 오랫동안 사용된 연골 영양제 성분
## 콘드로이틴과 글루코사민

콘드로이틴Chondroitin과 글루코사민은 연골 영양제에 꽤 오랫동안 사용된 영양소다. 글루코사민은 게나 새우 같은 갑각류의 껍질이나 오징어, 문어의 뼈를 가공해서 만들고, 콘드로이틴은 소나 돼지의 껍질을 가공해서 만든다.

콘트로이틴과 글루코사민 모두 연골의 주요 구성 성분으로, 당과 단백질이 결합한 당단백질 형태의 물질이다. 이 두 당단백질은 수분을 잘 가두어둔다는 특징이 있어, 콘드로이틴과 글루코사민은 물을 많이 머금고 있는 스펀지와 같다. 덕분에 연골은 수분으로 가득 차 있다.

두 성분은 연골의 구성 성분이기도 하지만, 연골을 분해하는 효소를 억제하고 새로운 연골 생성에 도움을 주기도 한다. 그래서 글루코사민은 우리나라 건강기능식품 공전에 '관절 및 연골 건강에 도움을 준다'고 명시되어 있고 콘드로이틴 역시 유럽 류머티즘 학회EULAR(European League Against Rheumatism)에서 관절염 억제에 도움이 된다고 발표하기도 했다.

다만 콘드로이틴과 글루코사민이 실제 관절염에 효과가 있는지에 대한 연구 결과는 있다와 없다 모두 있다. 효과가 있다는 결과를 보면 한 가지 성분만 복용한 것이 아니라 두 가지 성분을 함께 복용했을 때 효과가 좋았다는 연구 결과가 많다. 따라서 콘드로이틴과 글루코사민을 복용할 때는 두 가지가 함께 든 복합제를 고르는 게 좋다. 글루코사민 중 '글루코산 염산염'은 관절염에 큰 효과가 없었고 글루코사민 황산염, N-아세틸글루코사민N-Acetylglucosamine이 효과가 좋았다 하니 해당 영양소를 선택하도록 하자.

글루코사민은 1일 1,500~2,000mg 복용을 권한다. 콘드로이틴은 1일 1,200~1,500mg 복용을 권장한다. 또한 해당 영양소는 최소 3개월 이상 복용했을 때 효과가 최대로 나타났다고 하니, 3개월 이상 꾸준히 복용하기를 권한다.


## 피부 미용뿐만 아니라
## 연골에도 좋은 콜라겐

✐ ❧ ✐


콜라겐의 기능을 세 가지로 요약하자면 구성, 탄력, 재생이다. 콜라겐이 피부 미용에 좋다는 사실은 익히 알고 있지만, 사실 신체 결합 조직에도 중요한 역할을 한다. 특히 신체의 인대, 근육, 힘줄 같은 결합 조직을 튼튼하게 해주는 영양소다.

우리 몸에서 20%를 단백질이 차지하는데, 그 단백질 중 30%가 바로 콜라겐이다. 피부 구조를 지탱하는 진피층의 75%가 콜라겐이므로 주름지고 내려앉은 피부에 콜라겐이 좋다. 그래서 미용에 좋다고 많이 알려져 있다.

그뿐만 아니라 콜라겐이 뼈의 유기물 중 80%, 관절의 35%, 인대의 70%, 관절 연골의 70%를 차지하기 때문에, 관절 건강을 위해서 반드시 복용해야 하는 영양소다. 모발뿐만 아니라 각막과 결막, 잇몸을 구성하는 성분이므로 정말 다양한 영역에서 도움을 주는 영양소다.

20세부터 체내 콜라겐의 양이 매년 1%씩 감소한다. 특히 여성은 갱년기 때 여성 호르몬 감소로 체내 콜라겐 양이 30% 정도 급감하기 때문에 더욱더 챙겨 먹어야 한다.

한때 콜라겐에 대한 부정적 시각을 뒷받침하는 근거 중 하나로 바로 '흡수가 잘 안 된다'는 점이 거론되었다. 콜라겐이 풍부하다 해서 돼지 껍질이나 닭발을 먹기도 하는데 사실 이는 큰 효과가 없다. 콜라겐은 분자량이 최소 3,000Da(돌턴) 이하가 되어야 흡수가 잘 된다. 그런데 돼지 껍질이나 닭발의 콜라겐은 분자량이 기본적으로 수십만 Da이기 때문에, 섭취해도 거의 효과가 없다고 보아야 한다.

그러므로 분자량이 작은 콜라겐을 사용한 제품을 선택해야 한

나. 그다음으로 신체와 가상 유사한 원료를 사용했는지를 고려해야 한다. 시중에서 판매 중인 콜라겐 영양제는 주로 어류의 비늘에서 추출한 어린 콜라겐과 돼지 껍질에서 추출, 가공한 돼지 껍질 콜라겐을 사용했다.

어린 콜라겐은 분자량이 작지만 신체의 콜라겐과는 다르다는 단점이 있다. 반면 돼지 껍질 콜라겐은 신체와 가장 유사하면서도 분자량도 충분히 작다. 그래서 신체 콜라겐과 가장 유사한 돼지 껍질 콜라겐을 사용한 영양제를 권한다. 실제 돼지 껍질 콜라겐은 소화기에서 15%는 직접 흡수가 되어 콜라겐이 되고, 85%는 분해가 되어서 체내에서 콜라겐으로 다시 조립된다.

콜라겐은 명확한 복용 기준이 없지만 1일 최소 2.5g에서 최대 15g 복용하는 것이 안전하다.

## 수분 폭탄
## 프로테오글리칸

프로테오글리칸Proteoglycan 역시 관절 연골을 구성하는 성분 중 하나다. 신체의 관절 모양을 유지하고 탄성을 주는 성분으로 앞서 언급한 콘드로이틴, 글루코사민처럼 수분을 많이 함유하고 있어서 '수분 폭탄'이라는 별명이 있다.

연골의 구성 성분이 되기도 하지만 실제 연골의 생성을 촉진하기도 한다. 프로테오글리칸의 연골 재생 효과를 알 수 있는 재미있는 연구 결과가 있다. 연구팀은 연어의 비강 연골에서 추출한 프로테오글리칸을 골관절염이 진행되는 연골 조직에 투여했다. 그러자 연골 생성 세포가 현저하게 증식함을 발견했다. 골관절염이 진행되면 연골이 딱딱해지는 석회화가 진행되는데 프로테오글리칸을 투여하자 석회화를 유도하는 인자가 억제되어 연골 석회화를 억제한다는 사실도 알 수 있었다. 재미있는 사실은 연골세포에 프로테오글리칸뿐만 아니라 콘드로이틴, 글루코사민, 콜라겐, 히알루론산도 적용해보았는데, 프로테오글리칸이 다른 성분들보다 연골 세포 재생을 더 활성화했다.[2]

# 자가면역질환인
# 류머티즘 관절염

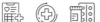

많은 사람이 류머티즘 관절염과 퇴행성 관절염이 같은 질병이라 착각한다. 그러나 두 질병은 발병 기전부터 증상까지 명확히 다른 질병이다. 퇴행성 관절염은 말 그대로 관절을 많이 사용해 닳아서 발생하는 질병이다. 반면 류머티즘 관절염은 자신의 면역세포가 연골세포를 공격하면서 생기는 질병으로 이를 '자가면역질환'이라 부른다.

류머티즘 관절염은 매우 흔한 질병으로, 100명 중 1명이 류머티즘 관절염을 앓는다. 류머티즘 관절염이 생기는 원인은 명확하지 않으나 관절의 콜라겐 구조가 변이를 일으킴으로써 생긴다고

### ♥ 류머티즘 관절염

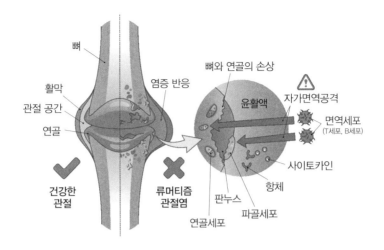

뼈

활막
관절 공간
연골

염증 반응

뼈와 연골의 손상

윤활액

자가면역공격

면역세포
(T세포, B세포)

사이토카인

항체

판누스

연골세포

파골세포

건강한
관절

류머티즘
관절염

알려져 있다.

　콜라겐의 구조가 변이를 일으키면 우리 몸의 면역세포는 이를 '위험 물질'로 인식하고 공격하게 된다. 이 과정에서 염증 반응을 일으키고 면역세포는 종양 괴사인자 알파TNF-α(Tumor Necrosis Factor-Alpha), 인터루킨-1IL-1(Interleukin-1), 인터루킨-6IL-6 (Interleukin-6)와 같은 공격 명령 전달 물질을 분비한다. 그러면 관절 연골을 둘러싼 활막에서는 면역세포 간에 전쟁이 벌어진다. 활막에서 전쟁이 벌어져 각종 면역세포와 염증 물질들이 엉키면 판누스Pannus라는 덩어리가 생긴다. 이 덩어리는 조금씩 활막과 뼈관절을 침식하며 파괴한다. 나중에는 뼈가 녹아내려서 움직이기조차 힘들게 되는 아주 무서운 질병이다.

류머티즘 관절염이 무서운 또 다른 이유는 퇴행성 관절염과 다르게 염증 물질이 혈관을 타고 다른 부위로 이동한다는 점이다. 퇴행성 관절염은 많이 사용하고 연골이 마모된 부위에만 염증을 일으키지만, 류머티즘 관절염은 염증이 생기면 염증 물질이 점점 다른 부위로 퍼지며 전신 염증 반응으로 이어진다. 보통 작은 관절, 즉 손가락과 발가락관절에서 시작해서 손목관절과 무릎관절 같은 큰 관절로 염증이 옮겨간다. 때에 따라서는 관절 이외의 조직인 폐, 심장, 눈, 위장관계에서도 이상을 일으킬 수도 있다.

퇴행성 관절염이나 골다공증 환자에게는 깎인 연골과 구멍 난 뼈를 메꾸어줄 수 있는 원료 물질을 공급해주는 영양소가 필요하지만, 류머티즘 관절염 환자에게는 아무리 좋은 영양소를 준다한들 염증이라는 불을 꺼주지 않으면 이런 영양소들은 불을 키우는 불쏘시개가 된다. 따라서 류머티즘 관절염에는 '염증을 억제할 수 있는 강력한 소화기'가 필요하다.

# 류머티즘 관절염이라면
# 챙겨야 할 영양소

## 자가면역질환의 발현을 낮추는
## 비타민 D와 오메가 3 복합제

자가면역질환의 발현을 낮출 수 있는 영양제를 찾는다면 '비타민 D와 오메가 3 복합제'를 추천한다. 비타민 D는 한국인에게 부족한 대표적인 영양소 중 하나다. 비타민 D는 칼슘 흡수를 도와주기 때문에 골다공증 예방과 치료에도 도움이 되지만 신체 면역 기능 정상화에도 도움을 줄 수 있다.

앞서 파트 5에서 설명했듯이, 비타민 D와 오메가 3는 자가면역질환 예방에 도움이 된다. 류머티즘 관절염 역시 자가면역질환이므로 비타민 D와 오메가 3 복합제가 도움이 된다.

비타민 D는 1일 100~125mcg(4,000~5,000IU)을, 오메가 3는 1일 2~3g 복용을 권한다.

## 염증 억제와 통증 완화에 좋은
## MSM

✎ ✎ ✎

MSMMethyl Sulfonyl Methane(식이 유황)은 녹황색 채소나 달걀에 많이 들어 있는 황을 함유한 유기화합물이다. 황은 신체의 기능과 관절, 결합 조직에 중요한 역할을 하는 미네랄 성분이다.

MSM은 여러 실험 결과에서 관절의 통증을 줄이고, 유연성과 이동성을 개선해준다고 알려져 있다. '관절, 결합 조직의 염증을 꺼주는 소화기'라 불릴 만큼 염증 억제에 탁월하며, 염증 신호 전달 물질 생성을 억제하기 때문에 MSM은 관절에 생긴 염증뿐만 아니라 폐, 간, 대장의 염증도 억제한다. 식품의약품안전처는 황의 일일권장량을 1,500mg 이상으로 보는데, 이는 마늘 300kg 이상의 분량이기 때문에 식품보다는 영양제로 복용하는 것이 용이하다.

　무릎 골관절염 환자에게 MSM을 투여했을 때 증상과 통증 완화 효과가 있다는 연구 결과가 있다. 골관절염 환자 50명이 MSM을 12주 동안 매일 3.375g 복용했더니, (골관절염의 증상을 점수로 환산했을 때) MSM을 복용한 환자들은 증상의 20%가 감소했으며, 가짜 MSM을 먹은 환자들은 14% 증가했다. 통증도 MSM을 복용한 환자들은 21%가 감소했지만, 가짜 MSM을 먹은 환자들은 9%가 증가했다.

　MSM은 장기적으로 복용해도 큰 부작용이 없다는 장점이 있다. 보통 1일 3g 복용을 권한다.

## 항염 효과가 뛰어난
## 감마 리놀렌산

🟡 🟡 🟡

감마 리놀렌산은 오메가 6의 한 종류다. 오메가 6는 오메가 3와는 반대로 체내 염증을 일으킨다고 알려져 있지만, 감마 리놀렌산은 '오메가 6의 배신자'다. 오히려 감마 리놀렌산은 체내에서 디호모 감마 리놀렌산DGLA(Dihomo Gamma Linoleic Acid)으로 전환되는데, 디호모 감마 리놀렌산이 만드는 프로스타글란딘 E2PGE 2(Prostaglandin E2)라는 물질은 오메가 3가 만드는 항염 효과보다 20배 이상 강력한 항염 효과를 가지고 있다.

감마 리놀렌산은 달맞이꽃과 보라지꽃 등에서 추출하기 때문에 블랙커런트 종자유, 달맞이꽃 종자유, 보라지꽃 종자유라는 이름으로 판매되기도 한다. 감마 리놀렌산은 특히 만성 염증 억제에 탁월하기 때문에 류머티즘 관절염이라면 반드시 챙겨야 할 영양소다.

다만 감마 리놀렌산의 순도가 낮은 제품에는 염증 반응을 일으키는 아라키돈산AAArachidonic Acid*이 함께 포함되어 있으므로 주의해야 한다. 시중에 판매 중인 영양제는 일반적으로 감마 리놀렌산의 순도가 9~10%이므로, 나머지 90%는 아라키돈산이다. 아라키돈산은 염증을 일으킬 수 있기 때문에 감마 리놀렌산 순도가

---

✦ 아리키돈산은 불포화 지방산의 한 종류다. 4개의 이중 결합을 갖는 탄소 20개로 구성된 지방이며, 프로스타글란딘 생합성에 필요한 기본 물질이다.

**♥ 오메가 6의 변환 과정**

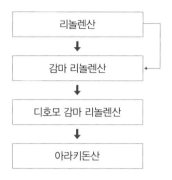

30~40% 정도의 고순도 제품을 복용하는 게 좋다. 오메가 3 중 하나인 EPA를 함께 복용하면 아라키돈산 생성량이 줄어드니 함께 복용해도 좋다.

감마 리놀렌산의 권장 복용량은 명확하지 않으나, 1일 200mg에서 최대 3g까지 안전하게 복용 가능하다고 알려져 있다.

# 골다공증 환자는
# 어떻게 운동해야 할까?

많은 골다공증 환자가 약해진 뼈 때문에 골절에 대한 두려움으로 운동을 두려워하거나 소홀히 하는 경향이 있다.

하지만 이는 잘못된 생각이다. 신체의 뼈는 끊임없이 사라지고 다시 생성됨을 반복하고 있다. 뼈는 신체가 받는 부하와 자극에 따라 강도를 재조절한다. 따라서 골다공증이라면 오히려 운동을 반드시 해야 한다. 운동은 신체에게 '뼈가 더 튼튼해야 한다'고 신호를 주는 활동이기 때문이다. 전문가들은 적어도 30분 이상씩 최소 주 3회 이상은 운동해야 한다고 조언한다.

물론 골다공증 환자가 건강한 젊은 사람들처럼 무거운 무게를 들어 올리거나 관절에 무리를 주는 동작을 하는 것은 좋지 않다. 자신의 몸이 버틸 수 있는 강도로 해야 한다. 폐경으로 여성 호르몬이 줄어든 여성도 운동을 하면 골밀도가 감소하는 정도를 줄일 수 있고, 노인 역시 꾸준히 운동하면 골 소실 위험을 감소시킬 수 있다. 운동이 좋은 이유는 골밀도를 증가시키는 것도 있지만, 뼈를 지탱하고 있는 근육 역시 강화시켜주기 때문이다.

그렇다면 골다공증 환자는 어떤 운동을 해야 할까? 골다공증 환자라면 척추나 관절을 무리하게 변형시키는 운동은 주의해야 한다. 예를 들어 요가나 스트레칭 자세 중 흉추와 요추를 크게 트는 동작은 하지 않는 것이 좋다.

무리한 저항 운동도 피하는 것이 좋다. 운동 비중을 유산소 운동 30%, 저항 운동 40%, 유연성 운동 30% 정도로 배분해 실시하는 것이 좋다. 저항 운동은 주 2~3일 정도 수행하는 게 좋은데, 이때 중요한 것은 운동을 시행할 때마다 본인이 수행 범위를 조금씩 늘려나가는 것이 중요하다. 예를 들어 1주 차에 무게 20kg으로 체스트프레스를 1세트에 10회 수행했다면, 2주 차에는 개수를 늘려 1세트에 15회를 수행하거나 무게를 22kg으로 증량한다. 즉 점진적으로 근육과 골밀도를 올려야 한다.

# 주
===

## PART 1

1. Donald R Davis et al., 「Changes in USDA food composition data for 43 garden crops」, 1950 to 1999, 2004
2. Thao Thi Kim Trinh et al., 「Cluster of lifestyle risk factors for stomach cancer and screening behaviors among Korean adults」, 2023
3. Song Hwangbo et al., 「Dementia incidence and population-attributable fraction for dementia risk factors in Republic of Korea: a 12-year longitudinal follow-up study of a national cohort」, 2023

## PART 2

1. Ailiana Santosa et al., 「Psychosocial Risk Factors and Cardiovascular Disease and Death in a Population-Based Cohort From 21 Low-, Middle-, and High-Income Countries」, 2021
2. Pengsheng Chen et al., 「Protective effects of Salidroside on cardiac function in mice with myocardial infarction」, 2019

**PART 3**

1. Nagata Chisato et al., 「Dietary soy and natto intake and cardiovascular disease mortality in Japanese adults: the Takayama study」, 2017

2. Yunqi Weng et al., 「Nattokinase: An Oral Antithrombotic Agent for the Prevention of Cardiovascular Disease」, 2017

3. Yunqi Weng et al., 「Nattokinase: An Oral Antithrombotic Agent for the Prevention of Cardiovascular Disease」, 2017

4. A Blum et al., 「Clinical and inflammatory effects of dietary L-arginine in patients with intractable angina pectoris」, 1999

5. M R Adams et al., 「Oral L-arginine improves endothelium-dependent dilatation and reduces monocyte adhesion to endothelial cells in young men with coronary artery disease」, 1997

6. Rainer H Böger, 「The pharmacodynamics of L-arginine」, 2007

7. Lian Duan et al., 「Efficacy and safety of oral Panax notoginseng saponins for unstable angina patients: A meta-analysis and systematic review」, 2018

8. Marta Guasch-Ferré et al., 「Olive oil intake and risk of cardiovascular disease and mortality in the PREDIMED Study」, 2014

9. Marta Guasch-Ferré et al., 「Nut Consumption and Risk of Cardiovascular Disease」, 2017

주

## PART 5

1. Hélène Derumeaux et al., 「Association of selenium with thyroid volume and echostructure in 35- to 60-year-old French adults」, 2003
2. Roland Gärtner et al., 「Selenium in the treatment of autoimmune thyroiditis」, 2003
3. Jill Hahn et al., 「Vitamin D and marine omega 3 fatty acid supplementation and incident autoimmune disease: VITAL randomized controlled tria」, 2021


## PART 7

1. Dalga D Surofchy et al., 「Food, Acid Supplementation and Drug Absorption – a Complicated Gastric Mix: a Randomized Control Trial」, 2019
2. K D Bardhan et al., 「Clinical trial of deglycyrrhizinised liquorice in gastriculcer」, 1978
3. Susan Hewlings et al., 「A Review of Zinc-L-Carnosine and Its Positive Effects on Oral Mucositis, Taste Disorders, and Gastrointestinal Disorders」, 2020


## PART 8

1. Min-Jeong Lee et al., 「Epidemiological characteristics of cancers in patients with end stage kidney disease: a Korean nationwide study」, 2021

**PART 9**

1. Aihua Liu et al., 「Omega-3 Essential Fatty Acids Therapy for Dry Eye Syndrome: A Meta-Analysis of Randomized Controlled Studies」, 2014

2. Jong Youn Moon et al., 「Association between Open-Angle Glaucoma and the Risks of Alzheimer's and Parkinson's Diseases in South Korea: A 10-year Nationwide Cohort Study」, 2018

3. Indre Bielskus et al., 「Curcumin acts to regress macular drusen volume in dry AMD」, 2020

4. Lu Yang, et al., 「Comparative study of Curcumin and Lucentis on retinal neovascularization」, 2022

5. Mei-Xia Song et al., 「Photodynamic therapy combined with the Sanqi Panax Notoginseng for patients with age-related macular degeneration and choroidal neovascularization」, 2013


**PART 10**

1. Kathryn M Ryder et al., 「Magnesium Intake from Food and Supplements Is Associated with Bone Mineral Density in Healthy Older White Subjects」, 2005

2. Teruaki Masutani et al., 「Exogenous Application of Proteoglycan to the Cell Surface Microenvironment Facilitates to Chondrogenic Differentiation and Maintenance」, 2020

3. Eytan M Debbi et al., 「Efficacy of methylsulfonylmethane supplementation on osteoarthritis of the knee: a randomized controlled study」, 2011

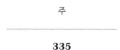

주

# 날마다 젊어지는 처방전

**초판 1쇄 발행** 2024년 2월 28일

**지은이** 송은호
**브랜드** 온더페이지
**출판 총괄** 안대현
**책임편집** 정은솔
**편집** 김효주, 이제호
**마케팅** 김윤성
**표지디자인** 윤지은
**본문디자인** 김혜림

**발행인** 김의현
**발행처** 사이다경제
**출판등록** 제2021-000224호(2021년 7월 8일)
**주소** 서울특별시 강남구 테헤란로33길 13-3, 7층(역삼동)
**홈페이지** cidermics.com
**이메일** gyeongiloumbooks@gmail.com (출간 문의)
**전화** 02-2088-1804 **팩스** 02-2088-5813
**종이** 다올페이퍼 **인쇄** 재영피앤비
ISBN 979-11-92445-64-9 (13510)